Jores

W0193958

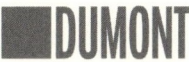

»Wo andere Ärzte aufgaben, stellte er die richtige Frage.«
Bild der Frau

In »Der Krankenflüsterer« berichtet der leidenschaftliche Arzt Walter Möbius von den bewegendsten Begegnungen und Fällen seines Berufsalltags – und spart auch seine eigene Entwicklung als Arzt nicht aus. Der Diagnostiker hat schon viele Prominente als Lotse durch ihre Krankheiten begleitet, und nicht selten reflektieren seine Einsätze bundesrepublikanische Geschichte: ob seine Erfahrungen beim Contergan-Prozess, seine Intervention beim Hungerstreik der RAF in Stammheim oder seine Betreuung kasernierter französischer Soldaten. Dabei folgt Walter Möbius vor allem einem Credo: »Menschlichkeit ist die beste Medizin!«

Walter Möbius, geboren 1937 in Bonn, war vierundzwanzig Jahre lang Chefarzt der Inneren Abteilung des Johanniterkrankenhauses im Bonner Regierungsviertel und betreute als solcher zahlreiche Politiker. Seit 2002 hat er verschiedene Lehraufträge und ist als Berater für Patienten, Krankenhäuser und diagnostische Einrichtungen tätig. Er ist im Kuratorium der Deutschen Krebshilfe.

Walter Möbius

DER KRANKENFLÜSTERER

Ein Diagnostiker erzählt
von seinen interessantesten Fällen

Mit einem Nachwort
von Elke Heidenreich

DUMONT

Unter Mitarbeit von
Christian Försch

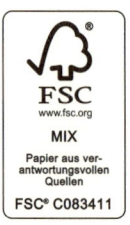

September 2015
DuMont Buchverlag, Köln
Alle Rechte vorbehalten
© 2014 DuMont Buchverlag, Köln
Umschlaggestaltung: Lübbeke Naumann Thoben, Köln
Umschlagabbildung: © Michael Lübke
Satz: Fagott, Ffm
Gesetzt aus der Palatino, der Avenir und der Myriad
Gedruckt auf säurefreiem und chlorfrei gebleichtem Papier
Druck und Verarbeitung: CPI books GmbH, Leck
Printed in Germany
ISBN 978-3-8321-6331-0

www.dumont-buchverlag.de

Meinen Vorbildern und Freunden
Adolf Mostbeck, Karl Georg Blume
und Hans-Heinrich Hennekeuser

Inhalt

Einleitung

Mein Vater liebte es, fahrenden Zügen nachzusehen. Vielleicht erinnerten sie ihn an den Lazarettzug, in dem er im Krieg Dienst getan hatte. Seine internistische Praxis lag im Hochparterre eines Gründerzeithauses, direkt an den Bahngleisen. Es gab keine Sprechstundenhilfe, es gab nur ihn und seine Patienten – und manchmal mich, der ich als Handlanger oder Kurier fungierte. Ich mochte diesen Ort, die schwere, mattweiß lackierte Holztür zum Behandlungszimmer, durch die die Stimmen als ein unverständliches Wispern drangen.

Mein Vater war ein Meister der sogenannten Anhiebsdiagnose. Immer wieder überraschte er mich damit, dass er einen Patienten nur anzusehen brauchte – und schon wusste er, was diesem fehlte. Doch selbst wenn er sich relativ sicher und die Krankheit etwas »Banales« war, nahm er sich doch die Zeit, in seiner Sprechstunde mit dem Patienten ausführlich über die Beschwerden, die Geschichte der Krankheit, aber auch über die allgemeinen Lebensumstände und Familienverhältnisse zu reden.

»Hier werden Menschen durch Worte geheilt« hieß es bereits an der Praxistür von Antiphon von Korinth im vierten vorchristlichen Jahrhundert. Der Vorsokratiker ließ seine Patienten von ihren Ängsten, Sehnsüchten und Träumen erzählen und versuchte, ihnen anschließend den Weg aus seelischen Qualen zu weisen, die oft auch den Körper zerrütteten.

Als Facharzt für Innere Medizin und Psychiatrie war ich später vor allem in dem Grenzgebiet zwischen Leib und Seele unterwegs, und die interessantesten Fälle spielten sich gerade hier ab, wo zum Beispiel der Mangel an B12 oder die Über- oder auch Unterproduktion des Schilddrüsenhormons zu psychotischen Schüben, Verfolgungswahn oder katatonischen Zuständen führten. Der Patient wirkte geisteskrank, in Wahrheit lag ein körperliches Leiden vor.

In dem halben Jahrhundert, in dem ich meinen Beruf nun schon ausübe, haben sich medizinische Geräte und wissenschaftliche Methoden rasant weiterentwickelt. Doch so sehr sie auch bei der Diagnose und Therapie helfen mögen, sie bleiben Hilfsmittel, nur eine unserer Waffen gegen die Krankheit. So ist etwa einer der größten Risikofaktoren im Leben (vergleichbar mit Alkohol- und Drogenkonsum) die Einsamkeit. Auf keinen Fall darf ein Patient das Gefühl bekommen, man habe ihn allein gelassen. Der Mensch braucht im Arzt vor allem den Menschen, der ihm zuhört. Eine korrekt, aber lieblos angewandte Behandlungsmethode kann mehr schaden als nutzen. Wir wissen heute durch Feldstudien, dass dreißig Prozent des Heilungserfolges vom Placeboeffekt bedingt sind, bei drei Vierteln der Therapien beeinflusst die innere Haltung des Kranken das Ergebnis. Der Patient muss glauben, dass er eine Chance auf Heilung hat. Und dass die Heilung lohnt.

Denn Heilung ist nicht allein der Sieg über einen körperlichen Defekt, über Viren, Bakterien oder Tumore; Heilung ist vor allem eine Aussöhnung mit dem Leben. Erst wenn der Patient der Überzeugung ist, dass das Leben, und gerade auch *sein* Leben, lebenswert ist, kann er all die Kräfte freisetzen, die er zur Gesundung benötigt. Dazu braucht er einen Arzt als Lotsen.

In meiner Praxis habe ich auch immer Geschichten eingesetzt, selbst erlebte oder Erzählungen der Weltliteratur. Sie haben oft dem Patienten und mir als Arzt geholfen. Doch ich setze diese therapeutischen Mittel des Sprechens, ja Flüsterns, Tastens, Fühlens, Sehens, Riechens nicht nur ein, weil ich ein gewiefter Arzt sein will. Ich tue es auch aus persönlichem, aus »egoistischem« Interesse.

Die Patienten erzählen mir ihrerseits Geschichten, gestatten mir Einblick in ihr Leben und ihr Herz. Und meist sind sie erstaunt, dass sie mich nicht belasten mit ihren Problemen, sondern dass ich ihr Menschsein für etwas Beglückendes halte. Für mich ist der Kontakt zwischen Arzt und Patient eine Partnerschaft, ein Austausch, nicht das Verhältnis zwischen einem Kunden und einem Dienstleister, oder schlimmer noch: zwischen einem Bittsteller und einem »Gott in Weiß«.

Leider tendiert unser modernes Gesundheitssystem genau in diese Richtung. Durch den Management-Gedanken entschwindet uns das nicht direkt Messbare der Menschlichkeit aus dem Blick. Die Patienten, die mit einem künstlichen Hüftgelenk die Klinik verlassen, kann man zählen, die mit einem Lächeln nicht.

Als Arzt habe ich eine sehr delikate Rolle. Die Menschen bringen mir ein enormes Vertrauen entgegen, sie vertrauen mir ihre Gesundheit, ihr Leben, oft auch ihre Seele an. Und ich bin verpflichtet, Stillschweigen darüber zu wahren. Eigentlich darf ich ihre Geschichten nicht weitererzählen, nicht einmal nach dem Ableben eines Patienten, es sei denn, der Patient hat es mir ausdrücklich erlaubt. In diesem Buch stehen diese Geschichten neben anderen, in denen Namen und Lebensumfeld der Menschen so verändert sind, dass die Fälle anonymisiert sind.

Die Patienten hören nicht auf, mich mit Geschichten zu beschenken. Und dieses Geschenk möchte ich mit meinen Lesern teilen.

Zum Goldenen Hirschen

Es war Hochsommer. Seit Tagen brütete die Hitze über der Stadt und machte die Leute gereizt. Auch bei uns in der Nervenklinik spitzte sich die Lage zu, vor allem am Wochenende: Unfallopfer, Überweisungen aus anderen Kliniken, Betrunkene, Suizid-Versuche, das ganze Spektrum. Die zwei Assistenzärzte kamen gar nicht dazu, sich auszuruhen, geschweige denn zu Mittag oder Abend zu essen. Einer dieser Assistenzärzte war ich.

In den frühen Morgenstunden des Sonntags brachte der Krankenwagen einen schmerzgequälten Mann von Ende fünfzig zur Aufnahme.

Er kam in Begleitung seiner Frau und seiner drei Kinder, die ihn ängstlich beobachteten. Sie erzählten, der Gastwirt werde seit Wochen durch wechselnde Schmerzen geplagt, habe sich aber strikt geweigert, ins Krankenhaus zu gehen. Stattdessen habe er Unmengen von Betäubungsmitteln genommen, bis er schließlich auch in der Nacht vor Schmerzen zu schreien begonnen habe.

Ich betrachtete den Mann näher. Er war untersetzt, von kräftiger Statur, sein Unterhemd verschwitzt, die Fingernägel schmutzig. Seine Haut wies einen schieferfarbenen Teint auf, und an Händen und Füßen hatte er Lähmungserscheinungen.

Ich fragte die Familie, wann die ersten Symptome aufgetreten, wie der Krankheitsverlauf genau gewesen sei. Doch aus den Antworten ergab sich kein klares Bild. Einzige Gewissheit war die Polyneuritis, das heißt, diffuse Lähmungen an den Extremitäten.

Nachdem die Kinder – sie waren bis auf die siebzehnjährige Tochter bereits volljährig – nach Hause gefahren waren, bat ich die Ehefrau noch einmal ins Arztzimmer. Sie setzte sich auf die Kante des Stuhls und schlug die Beine übereinander. Ihr Gesicht war blass, ungeschminkt, sie wirkte verhärmt. Das olivgrüne Baumwollkostüm und die flachen Lederschuhe verrieten einen guten Geschmack, der jedoch wie etwas Überholtes an ihr haftete. Vielleicht rührt ihre sonderbare Ausstrahlung von der Sorge um den Patienten her, dachte ich. Sie trug trotz der Hitze eine hochgeschlossene Bluse mit langen Ärmeln und einen langen Rock.

Ich erfuhr, dass sie gemeinsam mit ihrem Mann ein Lokal in der Voreifel führte und seit siebenundzwanzig Jahren verheiratet war. Als sie über ihre Ehe sprach, wich sie meinem Blick aus. Auch allen Fragen zum Familienleben ging sie aus dem Weg.

»Haben Sie irgendeine Vorstellung, was Ihrem Mann fehlen könnte?«, fragte ich schließlich. Sie schien verschreckt und hob abwehrend die Hände. »Nein, wie kommen Sie darauf?«

»Nun, Sie kennen ihn doch am besten.«

Plötzlich sah sie mich fast Hilfe suchend an. In ihren Augen glänzte ein merkwürdiger Schimmer, doch dann wandte sie sich wieder ab.

»Frau Sanders, egal was Sie mir hier anvertrauen, ich bin an das Arztgeheimnis gebunden.«

»Ich muss zu meinen Kindern«, sagte sie und stand abrupt auf.

Ich bat sie, am nächsten Tag wiederzukommen.

Der Patient lag in einem Vier-Bett-Zimmer. Die Schwestern hatten ihn gewaschen und in einen frischen Schlafanzug gesteckt, wodurch er ein paar Jahre jünger aussah. Ich stellte mich noch einmal vor und fragte: »Herr Sanders, seit wann haben Sie diese Schmerzen? Und seit wann die Lähmungserscheinungen?«

»Lassen Sie mich doch einfach in Ruh«, knurrte er in seinem Dialekt zurück.

»Wenn wir Ihnen helfen sollen, müssen Sie uns ein wenig entgegenkommen.«

Er starrte an die Decke, dann wischte er meine Bemerkung mit einer Geste weg. »Sie sollen mir nicht helfen.« Als ich seine Augenlider und seine Zunge kontrollieren wollte, wandte er sich ab und blaffte: »Verschwinden Sie.«

Die drei anderen Patienten im Zimmer machten mir ein Zeichen, der Mann habe einen Vogel.

Am Abend rief mich die Stationsschwester wieder zu Herrn Sanders. Sie hatte ihm Schmerzmittel verabreicht, woraufhin er umgänglicher geworden war. »Ich freue mich, dass wir jetzt ohne Groll miteinander reden können«, sagte ich und streckte ihm die Hand entgegen. Er schaute mich müde an und schlug ein. Ich spürte seine Handfläche, und da wurde mir klar, dass ich bei der Aufnahme einen Anfängerfehler gemacht hatte. Mag nun die Hektik, seine verwahrloste Erscheinung oder seine ablehnende Haltung schuld daran gewesen sein – ich hatte ihm nicht die Hand gegeben. So hatte ich nicht gemerkt, dass die Innenfläche rau wie ein Reibeisen war. »Ich muss mir einmal Ihre Füße ansehen«, sagte ich. Er nickte, und ich schlug die Decke zurück. Auch die Fußsohlen waren aufgeraut, eine Hyperkeratose. Ich betrachtete seine Hände genauer. An den Fingerknöcheln waren vernarbte Stellen zu erkennen, auch relativ junge Verletzungen, als wäre er in eine Schlägerei geraten und hätte sich mit den Fäusten gewehrt. Doch dies interessierte mich im Moment weniger als die weißen Streifen auf seinen Fingernägeln, die Meesschen Streifen, die in Kombination mit der Hyperkeratose eine eindeutige Diagnose ergaben.

Am nächsten Morgen fand die obligatorische Frühbesprechung statt. Rund vierzig Oberärzte, Stationsärzte und Assistenten versammelten sich um den langen Tisch in der Bibliothek. Chefarzt Professor Scheid führte den Vorsitz, ging die einzelnen Abteilungen durch und notierte neue Fälle mit entsprechender Diagnose. Als unsere Station aufgerufen wurde, schilderte ich die Symptome von Herrn Sanders: »Er ist sehr unbeherrscht und aggressiv, hat diffuse Lähmungserscheinungen, einen graubraunen Teint.« Professor Scheid schnitt mir das Wort ab, indem er mit dem Kugelschreiber winkte: »Schon gut, ich werde mir den Patienten nachher einmal ansehen.«

Ich war konsterniert. Eine Arsenvergiftung ist eine der spektakulärsten Diagnosen, die ein Arzt je zu Gesicht bekommen kann. Gleichzeitig natürlich so gefährlich und juristisch heikel, dass man sich dabei keine Fehler erlauben sollte. Wieso hatte ich die Symptomatik nicht ausführlich schildern dürfen? Lag es an Scheids ungeschriebenem Gesetz, wonach man dem Kollegen, allen voran dem Chef, die Freude an der Diagnose nicht rauben sollte?

Nach der Frühbesprechung kehrte ich auf die Station zurück und löste erleichtert die verhasste Krawatte, die wir offiziell zu tragen hatten. Da kam Professor Scheid durch die Glastür, nahm mich zur Seite und sagte: »Wo liegt denn der Patient? Herr Möbius, Sie haben sich doch hoffentlich

Hände und Füße angesehen und dann erst die Diagnose gestellt?« Damit war klar, dass er meine unvollständige Schilderung bereits richtig gedeutet hatte. Er wusste, dass es sich um eine Arsenvergiftung mit der typischen Hyperkeratose handelte. Als wir die Station durchquerten, wurde Professor Scheid wie üblich von allen Schwestern und Ärzten hochachtungsvoll begrüßt. Er trat an das Bett von Herrn Sanders, redete kurz mit ihm, ließ wie zufällig seine Fingerspitzen über die Handinnenflächen streichen und warf einen schnellen Blick auf die Nägel, wo die Meesschen Streifen auch den letzten Zweifel ausräumten.

Als wir wieder auf dem Korridor standen, sagte er: »Sie sagen nichts, die angehenden Ärzte sollen diesen Patienten betrachten – und auch das Vergnügen an der Diagnose haben.«

Die Fähigkeit unseres Chefs, anhand von Minisymptomen die exakte Diagnose zu stellen, war faszinierend. Aber er platzte nicht damit heraus, sondern half den anderen auf subtile Weise dabei, selbst auf die Lösung zu kommen. Diese Art der Didaktik nahm ich mir später zum Vorbild für meine eigene Laufbahn und die künftige Rolle als Ausbilder. Denn Denkwege, die man einmal selbstständig beschritten hat, seien es nun richtige oder falsche Diagnosen, bleiben einem unauslöschlich im Gedächtnis haften.

»Bevor wir jetzt die Staatsanwaltschaft einschalten, bin ich gespannt, wie unser Jungkriminalist Möbius sich das weitere Vorgehen vorstellt«, sagte Professor Scheid zum Abschied. »Übrigens hängt die Krawatte aus Ihrer Kitteltasche.«

Ein paar Tage später war mein freier Nachmittag. Ich hatte mir aus der Krankenakte die Adresse des Gasthauses besorgt, meinen Rucksack gepackt und war mit dem Fahrrad über die hitzeflirrenden Vorstadtstraßen Richtung Eifel gefahren. Ich fand das Lokal am Fuß einer Hügelkette: ein altes Natursteingebäude mit Schindeldach und angegrauten Gardinen im Obergeschoss. »Zum Goldenen Hirschen« prangte über der Tür. Als ich eintrat, schlug mir abgestandene, rauchgeschwängerte Luft entgegen. Ein paar Wanderer saßen da und tranken Radler, am Stammtisch eine Runde älterer Männer, die zuerst debattierten und dann wortlos ein Skatblatt austeilten. Hinter dem Tresen stand der älteste Sohn. Er schien bei meinem Anblick zu erschrecken, verschwand kurz in der Küche und kam dann an meinen Tisch, mich betont freundlich begrüßend und die Bestellung aufnehmend. Ich hatte den Eindruck, dass er den Rest der Familie verständigt und sich bei seiner Mutter Instruktionen besorgt hatte. »Ich habe eine Radtour gemacht und habe vor allem Durst. Eine große Limonade, essen werde ich später.«

»Gerne, Sie sind natürlich unser Gast«, sagte der junge Mann. Er hatte einen Schnurrbart, breite Schultern, war ein bisschen größer als sein Vater, ging aber gebeugt.

Ich betrachtete die Holzvertäfelung, die zahllosen Hirschgeweihe an den Wänden, den großen Eberkopf über dem Tresen. Er schien zwischen seinen Stoßzähnen zu grinsen. Besonders gastlich wirkte der Gasthof nicht.

Zu essen bestellte ich einen Sauerbraten mit Rotkraut. Frau Sanders brachte mir das Gericht, ebenso ängstlich wie unsicher grüßend. Sie fragte nicht, ob mich der Zufall hergeführt habe. Sie kannte die Antwort.

»Vielleicht können wir nachher einmal miteinander reden«, sagte ich.

Sie verschwand kommentarlos in der Küche. Wieder trug sie ein langes Kleid und einen geschlossenen Kragen, wie eine englische Gouvernante aus dem 19. Jahrhundert, dachte ich.

Das Essen schmeckte, das Fleisch kam sicher von einem guten Metzger, aber irgendetwas störte mich. Das Rotkraut war in einem großen Schlag mit reichlich Soße neben den Braten geklatscht worden, und ein Büschel Petersilie lag traurig daneben. Der Gasthof wirkte, als hätte man eine gute Tradition zur lustlosen Routine verkommen lassen. Und die Galerie an Jagdtrophäen war so dicht, dass ich an einen Schlachthof denken musste.

Wenn die Schwingtür zur Küche aufging, sah ich die ganze Familie. Auch die Kinder trugen lange Ärmel und geschlossene Krägen, und ich fragte mich, ob sie einer Sekte angehörten oder sonst einen bizarren Grund hatten, sich zu verhüllen. Sie schienen mich zu beobachten, aber ich ließ mich nicht aus der Ruhe bringen.

»Wo ist denn der Herbert?«, rief einer der Männer vom Stammtisch.

»Im Krankenhaus«, antwortete die Wirtin.

»Wieder wegen seiner Schmerzen?«

Die Frau nickte nur.

»Wetterfühligkeit ist das aber nicht, jetzt im Hochsommer, oder?«

Die Küche wurde um neun geschlossen, um zehn ging die Skatrunde im Streit auseinander, und schließlich war ich als einziger Gast im Lokal übrig. Ich drehte die Biertulpe zwischen den Fingern und wartete.

Gegen halb elf kam die Wirtin an meinen Tisch und sagte vorsichtig: »Ich schließe gewöhnlich um diese Zeit. Wollen Sie noch ein Bier?«

»Danke, nein«, erwiderte ich. Sie blieb unschlüssig neben mir stehen. »Sie wollen doch hier nicht übernachten, oder?« Ich schwieg. Sie setzte sich neben mich und knetete verlegen ihre Hände. Als sie meinen Blick sah, ließ sie die Hände verschwinden, rutschte auf dem Stuhl hin und her und schaute mich lange an. Für einen Moment erkannte ich in ihren stumpfen Augen wieder den Schimmer, der mich schon bei unserem Gespräch im Krankenhaus verwirrt hatte. Sie lächelte, ich sah in ihren Zügen das junge, lebenslustige Mädchen, das sie einmal gewesen war, und für eine Sekunde entstand eine besondere Schwingung zwischen uns.

»Wegen Wetterfühligkeit hat noch niemand eine Lähmung bekommen«, sagte ich. »Ihr Mann hatte diese Schmerzen also schon öfter?«

»Nie so schlimm.«

Ich ließ meinen Blick über die Wände schweifen und fragte: »Die hat er alle selbst erlegt?«

Sie nickte, und ich betrachtete sie stumm. »Sie wissen, dass ich die Diagnose kenne«, sagte ich nach einer Weile.

»Meine Kinder warten oben. Sie sind inzwischen im Bett, können aber vor Aufregung nicht schlafen. Wenn Sie wollen, können auch Sie bei uns im Gasthaus übernachten.«

»Nein danke, das habe ich nicht vor«, antwortete ich und schwieg wieder.

»Ich muss Ihnen die ganze Geschichte erzählen«, fing sie an. »Ich weiß ja, dass Sie an das Arztgeheimnis gebunden sind«, schickte sie leise hinterher, wobei sie am Ende die Stimme wie bei einer Frage anhob.

Sie beugte sich nach vorne, griff sich den Rocksaum und zog ihn langsam über die Knie. Der Glanz war aus ihren Augen verschwunden.

»Mein Mann«, hub sie an, »ist ein Ekel. Er ist ein Tyrann, jähzornig. Er trinkt und wird dann gewalttätig.«

Ich dachte an die Narben an den Fingerknöcheln. »Hat er Sie auch mit der Faust geschlagen?«

Sie zog den Rock noch ein wenig höher und entblößte ihren Oberschenkel, der von Hämatomen überzogen war.

»Und die Kinder? Schlägt er die auch?«, fragte ich überflüssigerweise, da ich ja nun den Grund für den Kleidungsstil der Familie kannte. Sie alle versteckten die Spuren der Misshandlungen.

»Sie haben es vor allem für die Kinder getan, oder?« Sie schwieg. »Ich bin hier, weil ich verhindern will, dass Sie ins Gefängnis kommen. Warum haben Sie ihn denn ins Krankenhaus eingeliefert, wenn Sie ihn umbringen wollten? Dachten Sie, wir würden die Vergiftungserscheinungen nicht erkennen?«

Da sie nicht reagierte, wurde ich allmählich ungehalten. Es ging um einen Mordversuch, und ganz so leicht konnte ich es ihr nicht machen: »Wer hat wann Arsen in das Essen getan? Und woher kennen Sie die Wirkung von Arsen? Kommen Sie aus einer Winzerfamilie?«

»Niemand. Aber mein Onkel hat noch alte Arsenbestände.«

Sie schlug den Rock nach unten, und dann brach es endlich aus ihr heraus. Sie habe einen alten Jugendfreund, einen Anwalt, getroffen. Dieser habe ihr eine Geschichte erzählt, in der eine Gruppe einen Mord begeht. Aber da keiner aus der Gruppe verrät, wer der eigentliche Täter ist, kann dieser nicht verurteilt werden.

Ich kannte damals diesen juristischen Kniff nicht, sagte aber: »Ich muss in der Krankenakte vermerken, dass Ihr Mann unter einer Arsenvergiftung litt.«

Sie hob erschrocken den Kopf und biss sich auf die Lippen. »Es wird Ermittlungen geben?«

»Hängt davon ab, was ich zur Herkunft des Giftes schreibe.«

»Bitte …«, flüsterte sie. »Ich bereue, was ich getan habe. Deshalb habe ich ihn eingeliefert.«

»Versprechen Sie mir, dass das nie wieder vorkommt?«

Sie nickte, wartete einen Moment und schob nach: »Beim Leben meiner Kinder.« Sie blickte mir fest in die Augen, und noch einmal leuchtete das unverkrampfte, offenherzige Mädchen in ihr auf.

Als ich am nächsten Tag wieder meinen Dienst antrat, klopfte ich beim Chef an der Tür. Er bat mich an seinen Schreibtisch und fragte: »Na, sind Sie wieder dem Lederball hinterhergerannt?«

»Ich war mit dem Rad unterwegs.«

Professor Scheid runzelte die Brauen. Man durfte ihm nicht die Zeit stehlen.

»Zum Gasthof des Herrn Sanders. Der Jungkriminalist hat seinen freien Nachmittag und Abend damit verbracht, ein paar Nachforschungen anzustellen. Ich weiß jetzt, wer es war«, sagte ich.

»Und wer?«

»Arztgeheimnis.«

Zwar sind Mediziner tatsächlich an das Arztgeheimnis gebunden, Hinweise auf eine schwere Straftat müssen sie jedoch der Staatsanwaltschaft melden. Professor Scheid wäre fast der Geduldsfaden gerissen, doch dann funkelte er mich nur an und griff zum Telefon. Er rief den Oberstaatsanwalt an, mit dem er befreundet war. Während er von einem »hypothetischen« Fall erzählte, in dem ein Arzt eine Arsenvergiftung diagnostiziere, dachte ich an die vernarbten Fingerknöchel des Gastwirts, an die Tiere, die er geschossen hatte, an die langen Ärmel der Kinder, die Hämatome der Frau. Mir war egal, ob Scheid mich maßregeln würde.

»Der Oberstaatsanwalt meint, wenn garantiert sei, dass die Sache sich nicht wiederhole, könne man diesen Arzt nicht dazu zwingen, die Verschwiegenheitspflicht zu verletzen.«

»Es wird sich nicht wiederholen, ich gebe Ihnen mein Wort darauf«, sagte ich.

»Ach ja?«

Ich ging, ehe Scheid nachhaken konnte. Ich hatte mich weit aus dem Fenster gelehnt, denn ein Arzt ist verpflichtet, sein Wissen an die Staatsanwaltschaft weiterzugeben, wenn er damit ein Kapitalverbrechen verhindern kann. Das Arztgeheimnis deckt gewissermaßen nur die kriminelle Vergangenheit ab, nicht die Zukunft. Wenn der Gastwirt erneut Vergiftungserscheinungen aufweisen würde, wäre ich mitschuldig. Das galt es folglich zu unterbinden. Aber wie? Wie sollte ich verhindern, dass er Frau und Kinder schlagen und dass diese sich wieder mit Arsen rächen würden?

»Ich werde ärztliche Verordnungen treffen zum Nutzen der Kranken nach meiner Fähigkeit und meinem Urteil«, hatte ich einst nach Hippokrates geschworen. Wir hatten Herrn Sanders alle erdenklichen Behandlungsmethoden angedeihen lassen: Medikamente, Placebo-Infusionen, sogar Rehamaßnahmen. Wir hatten uns mit seiner Krankenkasse angelegt, um seinen Aufenthalt bei uns auszudehnen, und er hatte allmählich gelernt, das Pflegepersonal mit Respekt zu behandeln. Meine Patienten sind mir fast durchweg sympathisch. Ich sehe in ihnen zuerst den Menschen, der sein Schicksal in meine Hände gibt. Und ich sehe es als Geschenk an, dass sie sich mir gegenüber öffnen. Bei Herrn Sanders konnte ich mich nicht zur Sympathie durchringen. Als er gekämmt und gewaschen neben seinem Bett stand, hinter sich die Reisetasche, gab er mir die Hand. »Kaum zu glauben, aber die Schmerzen sind jetzt erträglich. Ich kann mich auch fast wieder normal bewegen. Wie haben Sie das nur geschafft?«, sagte er. Unser beider Los war fortan verknüpft. Und verknüpft war es mit dem seiner Frau. Sie hatte sich mir gegenüber geöffnet, und sie war dadurch in gewisser Weise ebenfalls zu meiner Patientin geworden. »Jetzt geht es Ihnen gut«, setzte ich an. »Allerdings sind wir auch auf die Ursachen Ihrer Beschwerden gestoßen. Sie müssen mir versprechen, nie wieder zu trinken.«

»Ich bin Wirt.«

»Sie müssen der Versuchung widerstehen. Glauben Sie mir, der Alkohol ist Gift für Sie.«

Einmal im Jahr kehrte ich, jeweils im Hochsommer, auf Kosten des Hauses in dem Gasthof ein und machte meine »Visite«. Der Wirt trank nur Apfelsaft und schien gesund. Wenn die Frau mir das Essen servierte, lächelte sie mir zu. Sie trug wieder kurze, ärmellose Kleider. Neben der Petersilie lag eine Radieschenrose auf meinem Tellerrand.

Damals in Poppelsdorf

Uschi ging durch das Brachland, das Endenich von Poppelsdorf trennte. Der letzte Fliegerangriff war zwölf Jahre her. Seitdem hatten Brombeerhecken und Weißdorn, Ackerwinde und Klatschmohn die Fabrikruinen und Bombenkrater überwuchert. Eine Elster krächzte, manchmal trug der laue Abendwind das Gelächter einer Gruppe Jugendlicher herüber oder ein Nebelhorn eines Rheinschiffes. Uschi ging beschwingt. Sie mochte das hohe Gras, das unter ihren Sandaletten knisterte, sie mochte den Duft des Sommers, und sie hatte die Maße und Schnittmuster für einen guten Auftrag in der Tasche: ein Abendkleid für Frau Hermweg. Das würde ihr neben der Schule ein ordentliches Taschengeld einbringen.

Als ein Zweig hinter ihr knackte, drehte sie sich nicht um, beschleunigte nur den Schritt. Es war nichts Ungewöhnliches, dass ein Tier oder ein Spaziergänger in der Dämmerung auftauchte, doch irgendetwas machte ihr Angst. Sie ging zügiger, begann zu rennen, bis ihre große Handtasche mit den Nähutensilien sie aus dem Tritt brachte. Sie hörte die schweren stampfenden Schritte. Sie liefen stumm, kreisten sie ein, sie waren zu dritt. Sie wollte schreien, aber da war auch schon ein kratziges Stück Stoff in ihrem Gesicht, verschloss ihr Mund und Augen, sie stürzte auf einen Stein, ein Gewicht fiel auf sie, Schienbeine, die ihre Arme und Beine blockierten. Trotz der Wolle auf der Nase roch sie ihren Atem, der nach Bier und Zwiebeln stank. Sie hörte ihr Kleid reißen, das Klimpern der Gürtelschnallen, das Lachen. Der Stein in ihrem Rücken bohrte sich tiefer und tiefer ins Fleisch. Sie versuchte, nur noch diesen Stein zu spüren.

In den Ferien nach dem Abitur wurde ich von einem Freund und Kollegen meines Vaters eingeladen, das Marienhospital in Bonn zu besuchen, wo er Chefarzt war. »Du willst doch später mal Medizin studieren, du solltest dich mit dem Alltag in einer Klinik vertraut machen.«

Wir verabredeten uns für einen Nachmittag auf der gynäkologischen Abteilung. »Am besten beginnst du mit einer Geburt«, hatte der freundliche Herr gesagt, »wir haben in der Medizin nicht nur mit Krankheit und Tod zu tun. Auch mit neuem Leben.«

Auf der Gynäkologie wurde ich von einer erfahrenen Franziskanerschwester herzlich aufgenommen und in die hygienischen Vorschriften eingewiesen. Sie erklärte mir, wo der aseptische Bereich im Kreißsaal war und wo ich mich bei der Entbindung zu positionieren hatte. Es waren neun Frauen auf der Abteilung, die in den Wehen lagen. Hin und wieder hörte ich Schreie, die nicht spurlos am Gemüt eines Neunzehnjährigen vorübergingen. Als schließlich eine Gebärende auf einem Rollstuhl hereingeschoben wurde, spürte ich die allgemeine Anspannung. »Kaiserschnitt«, raunte mir die Schwester ins Ohr. Die Frau wurde auf den Tisch gelegt. Alle arbeiteten konzentriert und unaufgeregt. Ich sah den prall gewölbten Bauch, der mit einer Desinfektionslösung bepinselt wurde, und dann hörte ich ein feines »Sssss«, während das Skalpell einen langen Schnitt ausführte und die Haut mit ihren feinen Blutgefäßen und dem Fettgewebe sich öffnete. Dann wurde mir schwarz vor Augen, ich schaffte es gerade noch, den Operationssaal zu verlassen. Die alte

Schwester fand mich im Aufenthaltsraum, riss ein Fenster auf und gab mir eine Tasse salziger Brühe, um meinen Blutdruck zu stabilisieren.

Wie soll ich Medizin studieren?, dachte ich. Ein bisschen Blut, und schon habe ich Kollapsneigung.

»Mach dir nichts draus, Junge«, sagte die Schwester, »das ist am Anfang normal.«

Ich konnte mir nicht vorstellen, dass es nur am Anfang so war, aber als ich mich besser fühlte, folgte ich der Schwester wieder in den OP. Dort wurde gerade die Fruchtblase geöffnet, das Fruchtwasser ergoss sich in einem Schwall über den OP-Tisch, und ich musste wieder eine Auszeit nehmen. Die vierzig Minuten, die der dramatische Eingriff dauerte – das Kind hatte die Nabelschnur um den Hals gewickelt, und die Mutter bekam eine Blutdruckkrise –, überstand ich aufrecht im OP.

Danach saß ich erneut im Aufenthaltsraum und hielt mich an der Brühe fest. »Weißt du, wie ich den ersten Schock überwunden habe?«, fragte mich die alte Nonne.

»Nein.«

»Mit einem Lachanfall.« Ich schaute sie fragend an.

»Bei meiner ersten Operation kollabierte ich und lag auf der Erde. Professor Nussbaum, der Gynäkologe, beugte sich, als ich aus der Ohnmacht erwachte, über mich und sagte: ›Ich habe schon vieles erlebt, aber ein Pinguin platt auf der Erde neben meinem OP-Tisch, das ist noch nie da gewesen.‹ Dieses Bild löste in mir eine solche Heiterkeit aus, dass das Schockerlebnis überwunden war.«

Während ich mitlachte, kam ein Anruf von der Notaufnahme. Das Team sollte sich bereit machen. Die Nonne warf mir einen fragenden Blick zu, und ich nickte. Ich würde mitkommen.

Als die Patientin hereingefahren wurde, bekam ich den nächsten Schock. Es war ein blondes Mädchen von vielleicht siebzehn Jahren, dessen Gesicht von Dreck, Blut und Schwellungen entstellt war. Die Haare voller Erde, das Kleid zerrissen, an Armen und Beinen Hämatome. Eine Schwester trennte mit einer Schere die Kleiderfetzen auf. Während der Anästhesist die Narkose einleitete, sprach die alte Nonne beschwichtigend auf das Mädchen ein, das wie erstarrt wirkte. Der Chirurg konzentrierte sich auf die Verletzungen im Genitalbereich. Die nächsten anderthalb Stunden versuchte ich immer wieder, mich zum Hinsehen zu zwingen. Es gelang mir jedoch nicht, den Eingriff aus der professionellen Sicht des Operateurs zu verfolgen, der Fremdkörper entfernte, Blutungen stillte und Geweberisse vernähte. Ich musste immer wieder daran denken, wie es zu den Verletzungen gekommen war.

Stets war mein Wunsch gewesen, Internist wie mein Vater zu werden. In der inneren Medizin spielt die Krankheitsgeschichte eines Patienten eine fundamentale Rolle, man muss sich mit ihm als Mensch und seelisches Wesen auseinandersetzen, um auf die richtige Diagnose zu kommen. Der Chirurg dagegen muss die menschliche Anteilnahme ausblenden. Je ausschließlicher er sich auf die handwerkliche Herausforderung einer Operation konzentriert, desto größer sind die Erfolgsaussichten. Dazu wäre ich, auch mit sukzessiver Abhärtung, vielleicht nie in der Lage gewesen.

Als ich Jahre später meinen Jugendfreund Mina als Patienten im Bonner Johanniter-Krankenhaus auf der Station hatte, nahm ich mir abends oft Zeit, um mit ihm über alte Zeiten zu reden. Mina stammte zwar aus einem anderen Milieu als ich, aber wir waren zusammen auf die Schule gegangen und verstanden uns prächtig. Er hatte Germanistik und Anglistik studiert, war ein bekannter Schwergewichtsboxer und später Lehrer geworden. Mein Ausbildungsweg war ein anderer gewesen, und so hatten wir uns aus den Augen verloren.

»Krankenhäuser sind mir ein Graus«, sagte er und erzählte davon, wie er einmal mit Verbrennungen im Marienhospital gelegen hatte.

»An das Marienhospital denke ich auch mit gemischten Gefühlen zurück.« Ich berichtete von meiner ersten Hospitanz, vor allem von dem Vergewaltigungsopfer. Plötzlich veränderte sich Minas Miene: »Um Gottes willen, weißt du, wer das war?«, fragte er. »Das war meine Cousine Uschi.«

Die grauenhaften Bilder, die mich noch lange in meinen Träumen verfolgt hatten, tauchten wieder vor mir auf. Die erstarrten Augen des Mädchens, in denen sich die Halogenlampe des OP-Tisches spiegelte, das Garn, mit dem der Chirurg sie nähte. Oft hatte ich mich gefragt, was nach dem Eingriff mit ihr geschehen war.

»Wurden die Täter gefasst?«

»Die Polizei tappte im Dunkeln. Also stellten wir selbst Nachforschungen an. Aber niemand aus der Gegend wollte etwas gesehen oder gehört haben. Uschi war traumatisiert, wagte sich nicht mehr aus dem Haus. Ein Jahr lang ging sie nicht einmal mehr zur Schule.«

»Und dann?«, fragte ich. Und Mina tat mir den Gefallen und erzählte mir endlich diese für mich offen gebliebene Geschichte.

Sie streiften nun schon seit drei Stunden durch das Brachland. Wenn sie Stimmen hörten, kauerten sie sich hinter einen Mauerrest oder eine Holunderhecke. Besoffene Jungs, Halbstarke, einmal hatte ein Hund den Busch angebellt, hinter dem sie saßen. Kein Mädchen, jedenfalls keines ohne Begleiter. Die Zeitungen hatten einen solchen Wirbel veranstaltet, dass sich nun, nach dem dritten Fall, einfach keine Frau mehr allein auf das Gelände wagte.

»Wir müssen uns ein anderes Revier suchen«, sagte einer, der einen rasierten Schädel mit einem Leberfleck hatte.

»Willst du vielleicht in Bonn auf den Marktplatz gehen?«, antwortete ein anderer, der eine Motorradjacke wie Marlon Brando trug.

»Wir könnten es am Rhein versuchen.«

»Zu gefährlich. Wenn was schiefgeht, sitzen wir in der Falle, und auf eine Schwimmpartie habe ich keine Lust.«

»Haltet mal die Fresse.«

Sie lauschten in die Dunkelheit. Es wurde gekichert, ein Liebespärchen streifte durch das kniehohe Gras, eng umschlungen. Das Mädchen trug ein geblümtes Kleid und hatte zierliche helle Waden.

»Ihr schaltet den Typen aus, ich greif mir die Kleine.«

»Du spinnst! Was sollen wir denn mit ihm machen?«, fragte der in der Motorradjacke.

»Ihr haltet ihn fest oder knockt ihn aus. Wenn ich fertig bin, kommt ihr dran.«

Der Anführer mit der Glatze sprang aus dem Versteck und zerrte das Mädchen weg, während seine Kumpane über den Freund herfielen.

»Bitte, tut mir nicht weh, ich mache alles, was ihr wollt«, wimmerte das Mädchen. Es hatte seinen Freund aus den Augen verloren. Einen Moment lang herrschte Stille, dann versuchte der Glatzkopf, dem Mädchen das Kleid herunterzureißen.

Da ertönte ein Pfiff. Das Mädchen entwand sich ihm plötzlich, der Anführer spürte einen Schmerz in seinem Unterleib, sein Kiefer knirschte, und ein Schneidezahn brach. Seine beiden Kumpane schrien ebenfalls überrascht auf, als sie mit den Köpfen zusammenschlugen. Noch ehe sie merkten, wie ihnen geschah, hatte ihr vermeintliches Opfer sie mit einer Serie harter Faustschläge auf Solar Plexus und Kehlkopf außer Gefecht gesetzt. Sie lagen im Staub und versuchten, auf allen vieren davonzukriechen, während der Angreifer ihnen immer wieder auf den Rücken sprang und ihre Rippen mit Tritten traktierte.

»Das war mein Bruder Werner«, sagte Mina. »Du kennst ihn ja, groß, breitschultrig, blond, das Idealbild des Germanen. Er wurde allein mit den beiden fertig und kickte sie über das halbe Gelände. Günther, mein anderer Bruder, hatte sich Kopftuch und Kleid geborgt und das Mädchen gespielt. Zierlich ist er ja. Aber blitzschnell und brandgefährlich.«

Ich musste lachen, denn ich konnte mich an eine Schlägerei erinnern, bei der jemand den vermeintlich schwächlichen Günther wegen seiner schwarzen Haare und seines dunklen Teints als »Itaker« tituliert hatte.

»Jedenfalls warfen sie die drei in einen Bombentrichter, auf dessen Grund sich ein Tümpel gebildet hatte, und jedes Mal wenn sie rausklettern wollten, reichten sie ihnen zuerst die Hand und versetzten ihnen dann wieder einen Faustschlag. Das ging so lange, bis sie in dem Tümpel liegen blieben und fast ersoffen wären.

Sie wurden schließlich von der Feuerwehr ins Petrus-Krankenhaus in die Unfallstation eingeliefert, während die Polizei zu Protokoll nahm, zwei unbekannte Jugendliche, ein Junge und ein Mädchen, hätten sich tapfer gegen die Übergriffe der drei Männer gewehrt.«

»Wurden sie verurteilt?«

»Sie versuchten, einander falsche Alibis zu geben. Aber nicht nur zwei Opfer, sondern auch einige Spaziergänger konnten die Täter identifizieren, allen voran den Glatzkopf mit dem Leberfleck. Die Polizei fand sogar noch Diebesgut aus verschiedenen Einbrüchen bei den Kerlen. Sie wurden weggesperrt, leider nicht für lange, aber du weißt ja, wie Mitgefangene mit Vergewaltigern umspringen. Uschi blieb zum Glück eine Aussage vor Gericht erspart.«

»Und wie geht es ihr heute?«, fragte ich.

Minas Miene heiterte sich auf. »Gut, ihre Eltern haben sie damals liebevoll umsorgt, haben ihr Zeit gegeben, sich wieder zu fangen, auch wenn es nicht einfach war. Sie hat später eine Therapie gemacht und heute hat sie eine eigene Familie, einen netten Mann, drei Kinder.«

Mina blieb noch eine Woche bei uns auf der Station. Wir redeten oft über die alten Zeiten in Poppelsdorf. Das Naturparadies auf dem ehemaligen Fabrikgelände war natürlich längst verschwunden. Die Bombenkrater waren zugeschüttet, die Ruinen abgerissen worden, an ihrer Stelle standen Mehrfamilienhäuser und ein Einkaufszentrum.

Jenseits des Semmering

Es war von jeher mein Traum gewesen, eine Weile in Wien zu leben. Die Stadt hatte berühmte Ärzte wie Karl Landsteiner und Ignaz Semmelweis hervorgebracht, die medizinische Ausbildung galt dort als vorbildlich, außerdem liebte ich die musikaffine Atmosphäre, vom Orchestergraben der Staatsoper bis zur Schrammelmusik der Heurigenlokale. Allerdings war es 1964, in einem noch nicht vereinten Europa, nicht leicht, als Ausländer eine Aufenthaltsgenehmigung in Österreich zu bekommen, geschweige denn eine Stelle in einem »Spital«. Doch nachdem ich ein wenig antichambriert hatte, hatte ich es im Herbst geschafft. Ich wurde Sekundararzt auf der Inneren des Wiener Wilhelminenspitals.

Joseph Sandlinger war einer der engagierten Oberärzte der Abteilung, wobei sein Engagement manchmal cholerische Züge annahm. Als ich mich bei einer seiner »Eruptionen« nicht beherrschen konnte und in schallendes Gelächter ausbrach, funkelte er mich wütend an: »Was gibt's da zu lachen?« – »Entschuldigen 'S, aber im Vergleich zu Ihnen wirkt der Qualtinger blass auf der Bühne«, gab ich zur Antwort. Ich war damals nur Sekundararzt, also der jüngste Assistent, außerdem ein »Piefke«. Sandlinger blieb der Mund offen stehen. Allerdings schien meine Courage ihn für mich eingenommen zu haben. Er zeigte sich immer interessiert an meiner Meinung, und wenige Wochen später lud er mich zu sich nach Hause ein.

Es war ein Sonntag im Januar. »Ich bring einen einsamen Preußen mit«, sagte er zu seiner Frau, die ebenfalls Ärztin war, und dann bat er mich zu Tisch, wo seine drei Kinder artig saßen. An den Wänden des Esszimmers hingen Aquarelle, die mein Interesse erregten. Sandlinger fing meinen Blick auf, schwieg aber.

Als Frau Sandlinger den zweiten Gang auftragen wollte, klingelte das Telefon. Der Jüngste nahm ab und rief seinen Vater an den Apparat.

Ich hörte aus dem Flur Sandlingers Stimme dröhnen. Es ging um einen Notfall, irgendwo außerhalb Wiens. »Die G'scherten, nicht einmal am Sonntag geben sie Ruh«, polterte Sandlinger und begann, seine Tasche zu packen.

»Dann müssen halt Sie jetzt hier den Familienvorstand spielen«, sagte er zu mir. Seine Frau beobachtete ihn misstrauisch und fragte: »Wo willst du hin?«

»Ein Notfall, etwas außerhalb.«

»Und wieso packst du eine Zahnbürste ein?«

»Kann etwas länger dauern.«

»Hast du einmal aus dem Fenster gesehen?«

»Es geht um den Neffen vom Robert.«

Sandlingers Frau war entsetzt. Das leichte Grieseln vom Nachmittag war in Schneetreiben übergegangen.

Eine Viertelstunde später fuhr der Chirurg Robert Wendt mit seinem VW vor. »Dem Benni geht's so schlecht, der Kollege dachte zuerst, es wäre eine Magenverstimmung, aber es muss etwas Ernsteres sein. Der Junge hatte einmal eine schwere Verletzung nach einem Sturz, wahrscheinlich einen Verwachsungsbauch. Er hat hohes Fieber, steht kurz vor dem Schock, es könnte eine Blinddarmentzündung mit Sepsis sein oder ein Darmdurchbruch.«

»Wo liegt der Junge denn?«

Wendt raunte Sandlinger halblaut den Ortsnamen zu.

»Könnten Sie mir vielleicht auch eine Zahnbürste leihen?«, fragte ich Sandlinger.

Er schaute mich lange an: »Jetzt schaut's euch die Preußen an. Sie haben gar keine warmen Sachen dabei.«

»Sie werden mir doch etwas leihen können.«

Sandlinger musterte mich von Kopf bis Fuß. »Na gut, wenn wir stecken bleiben, ist es vielleicht besser, wir sind zu dritt.«

Seine Frau holte mir einen alten Ski-Anorak, der mir viel zu weit war, außerdem Wollhandschuhe und eine Pudelmütze.

Im Wagen stellte Sandlinger mich Robert Wendt vor. Ihn dagegen brauchte man mir nicht vorzustellen. Er war weit über die Stadtgrenzen hinaus bekannt als einer der besten Chirurgen. Unter kundigen Freunden war er außerdem als Maler geschätzt. Nur wenige hatten seine Arbeiten zu Gesicht bekommen, ganz wenige besaßen ein Werk von ihm. Zum Beispiel sein Freund Joseph Sandlinger, der mehrere im Esszimmer hängen hatte. Wendt hatte langes, wehendes Haar und riesige Hände, mit denen er das Lenkrad umklammerte.

Die Süd-Autobahn war verlassen, die Fahrbahn nicht zu erkennen. Es schien auf der Welt nur noch uns drei und den Schnee zu geben. Er bildete einen weichen Teppich unter den Reifen, in weißen Flocken trieb er durchs Scheinwerferlicht, in grauen Klumpen hing er an den Scheiben. Die Scheibenwischer rührten hilflos in der Masse herum. Der VW hatte einen Heckmotor, der genügend Gewicht auf die Antriebsachse brachte. Trotzdem fing er an der Steigung

Richtung Semmering-Pass zu schlingern an. »Halt an. Wir müssen Schneeketten anlegen«, sagte Sandlinger.

»Hab ich nicht.«

»Was? Bist du narrisch?«

»Ja bittschön, ich hab sie in der Aufregung vergessen.«

»Na servus.«

Semmering leitet sich von »Semmerick« her, »der Unwirtliche«, wie die Slawen den auf 984 Höhenmetern gelegenen Pass bei der Erstbesiedlung im sechsten Jahrhundert nannten.

Ab und zu konnte man im Schneegestöber Lichter eines Dorfes erahnen, einmal sahen wir die Scheinwerfer eines Schneepflugs. Wir hatten nur noch wenige Kilometer bis zur Passhöhe vor uns, als plötzlich der Unterboden krachte, Schnee vor dem Kühler aufspritzte und die Reifen durchdrehten. Wendt gab mehrmals Gas, aber man hörte nur das Surren der Räder.

Wir steckten in einer Schneewehe fest. »Du bist so ein Trottel«, knurrte Sandlinger. »Tritt noch ein paar Mal aufs Gas, dann graben wir uns vielleicht bis auf die Grasnarbe ein.«

Mit einiger Mühe ließen sich die Türen aufhebeln, und dann schippten wir mit den Schneeschaufeln, die neben mir auf der Rückbank platziert waren, die Antriebsräder frei.

Es war fast Mitternacht, als der VW durch die Außenbezirke von V. rollte. Dreimal hatten wir den Wagen freigeschaufelt, aber ich spürte keine Müdigkeit, während wir in den Krankensaal der Privatklinik geführt wurden.

Der diensthabende Arzt, ein schmächtiger junger Mann mit Nickelbrille und Mittelscheitel, wollte uns nicht zu dem Patienten lassen.

»Er ist mein Neffe«, sagte Wendt, »wir kommen direkt aus Wien.«

»Ohne Einwilligung des Chefs kann ich das nicht verantworten.«

»Dann rufen Sie ihn.«

Wir warteten etwa zwanzig Minuten, in denen Wendt und Sandlinger wie Tiger im Käfig auf und ab gingen. Dann schlugen Türen, man hörte aufgeregte Stimmen, der Chefarzt kam. »Was ist hier los?«, rief er.

»Bennis Vater hat mich verständigt. Ich soll mir seinen Jungen ansehen.«

»Dem Jungen geht es gut, er ist operiert. Sie können wieder nach Hause fahren.«

Der Chefarzt war ein etwa siebzigjähriger hagerer Mann mit buschigen Augenbrauen und brillantbesetzter Krawattennadel. Er taxierte etwas hochnäsig unsere feuchten Stiefel und Hosenbeine sowie meine unförmige Kluft.

»Was haben Sie denn operiert?«, hakte Wendt nach.

»Ich habe den Blinddarm entfernt.«

»Ich würde mir den Buben aber trotzdem gerne ansehen, wenn ich schon einmal hier bin.«

»Nicht nötig.«

»Ich bin sein Onkel.«

Der Chefarzt schüttelte den Kopf.

»Ich möchte kurz telefonieren«, sagte Robert Wendt.

»Bitte«, erwiderte der Chefarzt und ließ sich vom Pförtner den Apparat über die Theke reichen. Wendt rief bei seinem Bruder, dem Vater des Patienten, an, und dieser wies den Chefarzt an, uns zu dem Buben zu führen.

»Sie erlauben, dass ich vorgehe?« Er brachte uns in das Krankenzimmer.

Benni, Wendts Neffe, war ein achtjähriger Junge. Er lag

mit schweißnassen Haaren, halonierten Augen und hohem Fieber im Bett. Er wimmerte, schien uns aber kaum wahrzunehmen. Er war offenkundig im Schock. »Dem Jungen geht es gut?«, fragte Wendt. Sandlinger schob sofort eine Flügelkanüle in die Vene und ließ Plasma sowie NaCl-Lösung einlaufen, um den Kreislauf zu stabilisieren. »Herr Möbius, bitte schauen Sie sich den Buben einmal näher an«, sagte Robert Wendt zu meinem Erstaunen. Wollte er Zeit gewinnen, um seine Fassung wiederzuerlangen? Für einen erfahrenen Chirurgen eher ungewöhnlich … Da ich schon ein paar Jahre in der Chirurgie gearbeitet hatte, traute ich mir die Untersuchung zu. Ich fasste auf den Bauch, der aufgetrieben, gespannt und gerötet war, drückte mit zwei Fingern hinein und nahm sie abrupt wieder zurück, woraufhin der Junge wie unter einem Stromschlag hochschnellte und schrie. Man sah die Operationsnarbe, aber trotzdem waren die Symptome eindeutig. »Alles deutet auf einen akuten Blinddarm hin. Alles, bis auf die Operationsnarbe«, sagte ich. Die beiden erfahrenen Mediziner schauten einander an. Wendt meinte: »Mit so einem Bauch müssen Sie anders umgehen.« Er beugte sich hinab, lächelte den Jungen an, strich ihm über die Wangen und legte ihm dann die Hände behutsam auf die Bauchdecke. Seine Riesenpranken, mit denen er so präzise zu operieren und zu aquarellieren wusste, übten einen sanften Druck aus, wobei der Arzt jede noch so geringe Reaktion im Gesicht des Jungen beobachtete. »Mein Bub, das haben wir gleich«, raunte er ihm väterlich zu. Mir wurde mit Schrecken klar, welchen Schmerz ich dem Patienten zugefügt hatte. »Tatsächlich Blinddarm.« Wendt betrachtete den Chefarzt, der verbissen dreinschaute und sagte: »Ich habe den Blinddarm entfernt.«

Nachdem die Bauchdecke und das Besteck im Patientenzimmer sterilisiert worden waren, öffnete Wendt die Naht, woraufhin Flüssigkeit und Eiter austraten. Dann schob er die Pinzette durch die leicht klaffende Wunde, machte eine Spreizbewegung – noch mehr Eiter schoss heraus. Kaum hatte der Chirurg sich mit der Pinzette in der Öffnung ein wenig vorgetastet, konnte er wie von Zauberhand ein etwa zehn Zentimeter langes schwärzlich-grünes Gebilde ans Kunstlicht befördern: den Blinddarm. Inzwischen war der Vater des Jungen eingetroffen, ein korpulenter Mann mit gutmütigem, breitem Lächeln. Als er den verfaulten Wurmfortsatz sah, sprang er jedoch blitzartig vom Stuhl, auf dem er still abgewartet hatte, packte den Chefarzt am Revers und schüttelte ihn: »Sie haben ihn also operiert? Sie wollen ein Arzt sein? Ein Verbrecher sind Sie!« Er schlug den Mann mehrmals gegen die Wand, bis Sandlinger ihm in den Arm fiel und beschwichtigend auf ihn einredete. Wendt ließ unterdessen den Eiter abfließen, reinigte die Wunde und nähte den Bauch wieder zu. Der Vater hatte sich beruhigt. Er saß wieder auf dem Stuhl und schüttelte den Kopf.

»Ich werde Sie anzeigen«, sagte der Chefarzt zu ihm.

»Sie werden besser Stillschweigen wahren«, erwiderte Sandlinger.

Die Rückfahrt verlief weniger problematisch als die Hinfahrt. Ein Räumfahrzeug bahnte uns den Weg bergauf, Bennis Vater hatte uns außerdem Schneeketten mitgegeben, und so kamen wir recht zügig über den Pass. Wendt war so erschöpft, dass er sich von Sandlinger am Steuer ablösen ließ. Hin und wieder sagte er kopfschüttelnd: »So ein Verbrecher«, und Sandlinger erwiderte: »Und der Preuße meint, es gäbe noch so etwas wie eine gute österreichische Schule in der Medizin.« Ich blieb mit den Schneeschaufeln auf der Rückbank und hielt den Mund. Die Gespräche verstummten, Wendt ließ auch kein Wort des Dankes für unsere spontane Hilfe fallen. Ich führte es auf die schrulligen Wiener Umgangsformen, zumal der beiden Koryphäen Sandlinger und Wendt, zurück. Diese standen unserer Freundschaft, die bis zu Sandlingers Tod fortdauern sollte, aber nie im Wege.

Einige Wochen später – Benni war inzwischen genesen – lud Wendt uns mitsamt den Familien ins »Beethoven«, ein Heurigenlokal in Nußdorf, ein. Nach einem üppigen Essen, Schrammelmusik und reichlich Veltliner bat er mich, ihn nach draußen zu begleiten.

Es regnete und war finster, nur eine im Unwetter baumelnde Glühbirne warf ein Schummerlicht auf den Parkplatz, wo sein Wagen stand – der VW war inzwischen durch einen Ford Kombi ersetzt. Er öffnete die Heckklappe und forderte mich auf, einen Blick in den Kofferraum zu werfen. Zu meiner Überraschung lag darin eine Mappe mit Blättern, er nahm sie heraus. »Wenn Sie wollen, können Sie sich eines aussuchen«, brummte er. In der Mappe befanden sich etwa zwei Dutzend Aquarelle. Ich begann, sie durchzublättern, mich an den Rat unserer Freunde erinnernd: »Sollte der Wendt dir jemals eines seiner Werke anbieten, dann nimm nicht gleich das erstbeste, schau sie dir alle an. Eine solche Chance hast du nur ein Mal.« Ich blätterte also und bewunderte trotz des Zwielichts die eindrücklichen Landschaften, die Gewalt der Schluchten, die Eleganz der Nadelwälder, die Wendt in wenigen schnellen Pinselstrichen eingefangen hatte. Es waren keine naturalistischen Abbildungen, und doch schienen sie die Essenz der Natur besser zu treffen als eine Fotografie.

»Ja, was is? Gefällt dir nix?« Er wurde immer unduldsamer, während ich mich nicht beirren ließ. Als er schon knurrend die Klappe zuschlagen wollte, hatte ich alle Bilder gesehen. Mein Zeigefinger lag zwischen dem dritten und dem vierten Blatt, das ich lächelnd herauszog. »Du Sauhund«, sagte Robert, nachdem er es wiedererkannt hatte, »ausgerechnet mein schönstes Bild?«

Es war eine Winterlandschaft aus Groß-Enzersdorf, die noch heute in meinem Wohnzimmer hängt.

Erstarrt

Kathrinchen trug für gewöhnlich ihren gewaltigen Busen hinter dem Tresen hin und her, machte launige Bemerkungen, zapfte Kölsch, spendete Trost und gab Kredit. An jenem Abend jedoch herrschte dicke Luft in der Kneipe. Als Heinz, einer der Stammgäste, ein Kölsch bestellte, indem er das leere Glas schwenkte und »Kathrinchen!« rief, zischte sie zurück: »Bin ich dein Apportierhündchen?«

»Wenn ich schlechte Laune will, kann ich auch bei meiner Alten bleiben.«

»Vielleicht kommt ihre schlechte Laune ja von dir, schon mal darüber nachgedacht?«

Gerd und ich waren nach unserem Tagdienst im Krankenhaus, wie gewöhnlich, auf ein Kölsch zu Kathrinchen gekommen und wechselten einen Blick. Dies war schon der vierte Abend, an dem sie so gereizt auf die Gäste reagierte. Neben uns saß ein Mann Anfang vierzig, der schwermütig in sein halb leeres Kölschglas starrte.

»Haben Sie auch Ihr Fett von Kathrinchen abbekommen?«, fragte ich.

»Nein, eher von meiner Mutter.«

Dann schwieg er, doch nach einer Weile brummte er, sichtlich angetrunken: »Ich mache mir Sorgen um sie. Sie ist oben in der Wohnung und kommt nicht mehr klar.«

»Womit kommt sie nicht klar?«

»Sie wird immer komischer. Ich will ihr ja helfen, aber sie lässt mich nicht. Und meine Frau darf erst recht nichts für sie tun.«

Der Mann schien lange mit sich gerungen zu haben, aber nun, da er angefangen hatte, sein Herz auszuschütten, gab es kein Halten mehr. Wir erfuhren, dass seine Mutter, Mitte sechzig, seit einigen Wochen immer aufgeregter und ruheloser geworden sei.

»Sie rennt in der Wohnung hin und her, zuerst behauptete sie, der Nachbar spioniere ihr nach, dann verdächtigte sie den Griechen an der Ecke, den Gemüsehändler, er wolle bei ihr einbrechen. Deshalb schläft sie kaum noch. Ständig streitet sie sich mit Jutta, meiner Frau.«

Die übliche Geschichte einer älteren Dame, die wunderlich wird, dachte ich, und die sich mit der Schwiegertochter nicht versteht.

»Sie vernachlässigt den Haushalt, kocht sich nichts mehr. Jutta hat dazu keine Lust, und wenn ich etwas machen will für meine Mutter, gibt es Streit. ›Du tanzt um deine Mutter herum wie um das Goldene Kalb. Hast dich nie abgenabelt.‹ Aber was soll ich machen? Sie verhungern lassen?«

Wir waren ratlos. Wie sollte man da als Außenstehender helfen?

»Vielleicht sollten Sie noch einmal zu ihr hochgehen.«

»Zu Jutta?«

»Zu Ihrer Mutter.«

»Sie redet nicht mehr mit mir. Ich weiß nicht, was ich ihr getan habe. Sie sitzt im Sessel, starrt geradeaus und gibt keine Antwort mehr. Ich habe eine halbe Stunde lang versucht, mit ihr zu reden. Sie ignoriert mich einfach.«

»Hat sie denn einen Grund, eingeschnappt zu sein?«

»Nein, wir hatten immer ein gutes Verhältnis. Sie war die

perfekte Hausfrau und Mutter. Hat sich den Buckel krumm geschafft, damit ich meinen Facharbeiter machen konnte. Mein Vater ist im Krieg geblieben, wissen Sie. Aber sie war trotzdem eine fröhliche, lebenslustige Frau, kein bisschen misstrauisch.«

»Es hat keinen konkreten Vorfall gegeben?«

»Nein.«

»Wann haben Sie denn die ersten Veränderungen wahrgenommen?«

Er dachte nach: »An ihrem Geburtstag vor zwei Monaten war sie noch ganz vergnügt.«

Eine so radikale Persönlichkeitsveränderung in so kurzer Zeit war verdächtig.

»Haben Sie einmal einen Arzt gerufen?«

»Ja, der kann sich die Sache auch nicht erklären.«

Kathrinchen fing wieder zu lärmen an. »Du bist einfach nur ein Flegel ohne Kinderstube und ein Säufer, Heinz.«

»Kathrinchen, was ist denn los mit dir?«

»Das ›Kathrinchen‹, das kannst du dir auch sonst wohin stecken. Für dich ›Frau Schmidt‹, ja?«

Die Stammgäste begannen, unter Protest das Lokal zu räumen. Gerd und mir schmeckte das Pils auch nicht mehr, und wir zahlten. »Wir sind Ärzte«, sagte ich zu dem Fremden. »Wenn sich der Zustand Ihrer Mutter nicht bessert, sollte sie einmal gründlich untersucht werden.« Ich gab ihm die Adresse unserer Klinik.

Es war Mittwochvormittag, 10.20 Uhr, als der Notarzt eine Frau auf unsere Station, die Innere Abteilung, einlieferte, die leblos auf der Trage lag. Sie hieß Frau Hertha Joswig und war in Begleitung ihres Hausarztes, ihrer Schwiegertochter und ihres Sohnes, in dem ich den besorgten Mann aus der Kneipe wiedererkannte.

Der Oberarzt übernahm die erste Untersuchung. Die Patientin war ausgezehrt, dehydriert, hatte einen rasenden Puls und reagierte auf keinerlei Reize. Der Oberarzt fragte sie mehrmals, ob sie ihn höre. Sie reagierte nicht, blickte starr an die Decke, und wenn man vor ihren Augen wedelte, blinzelte sie nicht einmal.

Der Hausarzt erzählte uns die Krankengeschichte, die ich bereits vom Sohn am Tresen gehört hatte: Innere Unruhe, Angstzustände, körperlicher und geistiger Verfall, der schließlich in diese Erstarrung gemündet habe.

Ich bat den Oberarzt, die Patientin mit dem Stethoskop abhören zu dürfen. Er nickte mir zu. Inzwischen war auch der Chefarzt dazugerufen worden, weil der Zustand der Patientin als kritisch eingestuft wurde. Der Puls von über 160 Schlägen pro Minute konnte in ihrem Alter zum plötzlichen Herztod führen.

Als Professor Kurtz eintraf, rief er empört: »Möbius, was machen Sie mit dem Stethoskop am Hals der Patientin?« Seinem Oberarzt warf er ebenfalls einen missbilligenden Blick zu: »Die Frau muss sofort sediert werden. Ihr Herz macht das nicht mehr lange mit.« Als er merkte, dass ich Einwände hatte, wischte er diese mit einer Handbewegung weg. Ich hatte den Hals abgehört und ein signifikantes Rauschen über der Schilddrüsenregion wahrgenommen. »Tsch-tschsch, tsch-tschsch« klang es aus dem Stethoskop, Zeichen für eine extreme Überfunktion der Schilddrüse.

»Ich habe solche Symptome bereits in Wien bei Herrn Doktor Sandlinger kennengelernt«, setzte ich an.

»Herr Doktor Sandlinger hat seine eigenen Methoden, das wissen wir. Aber wir sind hier nicht mehr in der K.-u.-k.-

Monarchie, in der fast alles auf die Schilddrüse geschoben wird.«

Ich war fassungslos. Joseph Sandlinger war ein Pionier, der mich begeistert und meinen Horizont entscheidend erweitert hatte. Ich bewunderte ihn als Arzt ebenso wie als Lehrer und Mensch. Einmal untersuchte er in meinem Beisein eine Oberschwester, die monatelang von einer Klinik zur anderen geschickt worden war. Sie – jahrelang ein leuchtendes Vorbild an Pflichtbewusstsein und Engagement – vernachlässigte sich und ihre Arbeit, wurde immer apathischer und depressiver, man sagte ihr gar Alkoholsucht nach, und kein Arzt wusste sich einen Rat. Joseph Sandlinger musste sie nur in sein Arztzimmer eintreten sehen und ihre krächzende Stimme hören, schon hatte er die Anhiebsdiagnose: Schilddrüsenfehlfunktion. Er ließ Hormone verabreichen, und die Oberschwester war schlagartig wieder die Alte.

»Die Bedeutung der Schilddrüse ...«

»Schluss jetzt, Herr Möbius, ich glaube nicht, dass Sie uns als der Jüngste in unserem Team zu belehren haben. Die Frau braucht Infusionen und Beruhigungsmittel. Oder wollen Sie die Verantwortung für einen Herzinfarkt übernehmen?«

Unterschwellig wirkte der Streit fort, die Stimmung blieb den Rest des Tages über gedrückt. Ich durfte die Patientin nicht so behandeln, wie ich wollte. Der Chef hatte ein Machtwort gesprochen, und der Oberarzt wagte nicht, gegen ihn anzugehen.

Nachdem ich am Abend Frau Joswig ein letztes Mal gesehen und keinerlei Besserung festgestellt hatte, lief ich wütend aus dem Krankenzimmer, setzte mich in die Teeküche und suchte Beistand bei Oberschwester Hannchen. Abends um acht bestand dieser aus Butterbrot und frischem Tee.

»Sie sollten jetzt nach Hause gehen, Dr. Möbius«, sagte sie.

»Er hat unrecht.«

»Wer? Professor Kurtz?«

Ich nickte.

»Wir werden ihn schon überzeugen.«

»Bis dahin ist die Frau womöglich gestorben.«

»Fahren Sie nach Hause, ruhen Sie sich aus, und morgen sieht die Welt ganz anders aus.«

»Für Frau Joswig nicht.«

»Wenn sich ihr Herz beruhigt hat, löst sich vielleicht die Verkrampfung.«

Als ich die Teeküche verließ, kam mir der Sohn unserer Patientin entgegen. Er war auf der Suche nach seiner Mutter.

»Die Besuchszeit ist vorbei. Sie können jetzt nicht zu ihr.«

Er biss sich auf die Lippen.

»Ich muss sie sehen.«

Sein Gesichtsausdruck war so verzweifelt, dass ich mich erweichen ließ. Ich führte ihn ans Bett der Patientin, Tränen liefen ihm über die blassen Wangen. Er schüttelte den Kopf.

»Ich hätte mich mehr um sie kümmern müssen«, flüsterte er.

»Sie hätten diese dramatische Entwicklung nicht verhindern können.«

Er drehte den Kopf zu mir, und ein bitterer Zug spielte um seine Mundwinkel. »Ich hätte mich gegen Jutta durchsetzen müssen. Ich wusste, dass sie nicht einfach nur launisch ist, dass mehr dahintersteckt.«

Ich schwieg.

»Wird sie wieder gesund?«

Ich war in einer schwierigen Situation. Man sollte Angehörigen nicht leichtfertig zu große Hoffnungen machen.

Noch dazu, wenn man über Diagnose und Therapie nicht zu entscheiden hat.

»Sie hat einen rasenden Puls, der zuerst einmal stabilisiert werden muss. Morgen werden wir weitersehen.«

»Sie war immer so stark, wollte niemandem zur Last fallen.«

Ich fuhr in meine Wohnung und rief meinen Vater an. Ich schilderte die Symptome der Patientin.

»Thyreotoxische Krise«, sagte er trocken.

»Das war auch meine Einschätzung, aber der Chefarzt lässt eine Untersuchung der Schilddrüse nicht zu.«

Mein Vater schwieg. Ich war nicht gewohnt, dass er ratlos war.

»Du musst einen Trick anwenden«, sagte er. »Auf keinen Fall darfst du deinen Chef bloßstellen oder offen herausfordern.« Und dann erklärte er mir, was ich tun sollte.

Ich schlief wenig in dieser Nacht und erschien um sieben, eine Stunde früher als gewöhnlich, wieder in der Klinik. Schwester Hannchen war bereits da und rief mich sofort zu Frau Joswig.

»Wie geht es ihr?«, fragte ich. Sie schüttelte den Kopf und reichte mir das Krankenblatt, an das die Aufzeichnungen von EKG und den anderen lebenswichtigen Parametern geheftet waren. Der Puls war immer noch lebensbedrohlich hoch, die Beruhigungsmittel hatten keinerlei Wirkung gezeigt. Im Gegenteil, die Situation hatte sich verschlimmert.

Ich sprach Frau Joswig an, sie reagierte nicht. Ihre Augäpfel waren wie eingefroren. Ich nahm ihre Hand, flüsterte ihr ins Ohr, schrie. Sie zeigte keine Reaktion. Ich winkelte ihren Unterarm an, er blieb in der Luft stehen, als wäre er aus Gips. Selbst wenn ich ihre Gliedmaßen verrenkte, verharrten sie in dieser Stellung. Sämtliche Muskeln waren wie erstarrt. Es war nur eine Frage der Zeit, wann auch der Herzmuskel versagen würde. Die Frau konnte jeden Moment sterben.

»Jetzt ist Schluss!«, sagte ich.

»Was wolle Sie denn mache?«, fragte Hannchen in ihrem hessischen Idiom.

Bei der Morgenvisite war auch der Chef voller Sorge: »Was können wir noch tun?«

»Eine weitere Meinung einholen. Dr. Grosser von der Uniklinik hat zu diesem Krankheitsbild vor Kurzem einen sehr interessanten Vortrag gehalten!«

»Und welche Erklärung hatte er?«

»Die Schilddrüse …«

»Verschonen Sie mich damit.«

Ich rief in der benachbarten Uniklinik an und verlangte Dr. Grosser, den Stationsarzt der Inneren Abteilung. Als er die Dramatik des Falles begriff, kam er sofort herüber. Ich stellte ihn vor, Professor Kurtz und der Oberarzt waren überrumpelt, wagten aber nichts zu sagen. Der Chefarzt verzog angesäuert das Gesicht, während wir uns im Konsil um die Patientin versammelten. Dr. Grosser beugte sich über die Kranke, setzte sein Stethoskop auf die Schilddrüsenregion und bat den Chef, es ihm gleichzutun. Sie bestätigten das typische »Tsch-tsch«, das »Schwirren« der Schilddrüse, das auf extreme Durchblutung und Hyperaktivität hindeutete. Die Anfangsdiagnose hatte sich bestätigt, aber wir hatten fast vierundzwanzig Stunden verloren.

»Diese Frau muss sofort auf Intensiv, es ist eine Minute vor zwölf«, sagte Dr. Grosser, »ich nehme sie mit.« Der Krankenwagen wurde bestellt, die Patientin in die Uniklinik verlegt und sofort behandelt. Es war eine thyreotoxische Krise, im Stadium kurz vor dem Koma. Die Schilddrüsenhormone hatten das Blut überflutet, eine Stoffwechselentgleisung, die den Motor der Patientin zum »Überhitzen« gebracht hatte. Die weitere Produktion von Hormonen musste medikamentös gestoppt, die zirkulierenden Hormone neutralisiert werden. Nur so konnte der Teufelskreis, bei dem ein übermäßig arbeitendes Organ immer neue Stimulanzien für sich selbst produziert, durchbrochen werden.

Einige Tage später hatte sich der Zustand der Patientin so weit stabilisiert, dass sie entlassen werden konnte.

Nach Wochen traf ich Herrn Joswig bei Kathrinchen wieder. Er begrüßte mich überschwänglich: »Ich hatte gehofft, Sie hier zu treffen. Wollen Sie nicht auf einen Sprung zu meiner Mutter kommen? Sie wohnt gleich gegenüber.«

Ich zögerte, er insistierte: »Machen Sie uns die Freude. Sie will sich bei Ihnen bedanken.«

Da mein Kollege auf sich warten ließ, ging ich mit. Frau Joswig kam mir strahlend entgegen und führte uns in ihre gute Stube. Über einem Kanapee hing das Bild eines jungen Wehrmachtssoldaten, der dem Sohn ähnlich sah. »Was kann ich Ihnen anbieten?«, fragte Frau Joswig. Sie eilte zwischen Küche und Stube hin und her, trug Bier und Happen auf, die sie liebevoll verziert hatte. »Sie glauben nicht, wie wohl ich mich wieder fühle.« Ihre Verwandlung war wahrlich erstaunlich. Nach einer halben Stunde ging ich voller Freude und Genugtuung, dass ich gegen meinen Chef aufbegehrt hatte.

Kollege Gerd wartete bereits in der Kneipe, wo wieder ausgelassene Stimmung herrschte. Kathrinchens Persönlichkeitsveränderung war übrigens auf andere Weise kuriert worden. Sie besaß zwei übermannshohe chinesische Vasen, in denen leicht verstaubte Rohrkolben und Trockengräser steckten. Eine etwas kuriose Dekoration für eine Kölner Eckkneipe. Nachdem Jupp und Piter, zwei Malergesellen, die jeden Abend in ihren mit Farbspritzern übersäten Latzhosen bei Kathrinchen ihr Kölsch tranken, jede Hoffnung auf Besserung ihrer Laune aufgegeben hatten, warfen sie unbemerkt zwei Heringe in die Vasen. Nach einer Woche stank es in der Kneipe bestialisch nach faulem Fisch.

Kathrinchens Aggressivität schlug angesichts schwindender Kundschaft allmählich in Schwermut um, Jupp und Piter zeigten Mitgefühl und fingen zu sinnieren an. »Ob das vielleicht an der dicken Luft hier im Laden liegt?« Sie wanderten umher, schnupperten an Wänden und Mobiliar und meinten irgendwann: »Kathrinchen, irgendwas scheint mit deinen Rohrkolben nicht zu stimmen. Sind die womöglich angefault?«

Kathrinchen ging der Sache auf den Grund, fand die verrotteten Heringe und verstand den Wink mit dem Zaunpfahl.

Ihr Busen wippte fortan wieder einladend hinter dem Tresen, und auch wir gesellten uns erneut zu den Stammgästen. Welche Laus ihr über die Leber gelaufen war, wurde hingegen nie ermittelt. Allerdings wurden die Ermittlungen auch nicht besonders hartnäckig betrieben.

Der Fall Borsig

Helga Borsig stand in der Küche und vermengte gerade den Kartoffelsalat, als sie ihren Mann brüllen hörte. Sie schaute hinaus in den Garten, wo er ein Grillfeuer angezündet hatte. Er stand da, einen Schürhaken in der Hand, die Augen hervorgequollen. Vor ihm Sabine, die dreijährige Tochter. Sie war offensichtlich dem Grill zu nahe gekommen.

Helga rannte hinaus: »Helmut!«, schrie sie, »Helmut!«, und sah, wie er den Haken mit dem gekrümmten Ende herabsausen ließ. Sie fiel ihm um den Hals und blockierte seine Arme.

»Lass mich, die Gören sind genauso hirnlos wie du.«

»Helmut, sie ist drei.«

»Alt genug, um heiß von kalt zu unterscheiden.«

Helga nahm ihre beiden Kinder an die Hand. Jens, Sabines fünfjähriger Bruder, hatte eingenässt und starrte auf seine Hosenbeine.

»Macht nichts, mein Liebling«, sagte sie, »komm nur schnell mit ins Haus.«

Sabine war unversehrt. Helmut hatte den Schlag nur angetäuscht. Dieses Mal, dachte Helga. Aber sie hatte Angst vor ihm. Der Mann, der da vor ihr stand, breitbeinig und mit geschwollener Ader an der Schläfe, war ihr fremd. Seine beiden Gesellen hatten sich schon vor Tagen bei ihr beschwert, ebenso die Kundschaft.

Helga hatte versucht, mit ihm zu reden. Vergeblich. Der Mann, der da draußen auf die glühenden Kohlen einschlug und schließlich den Rundgrill umtrat, war nicht mehr der

Mensch, den sie vor sieben Jahren geheiratet hatte. Sie ging ans Telefon und rief die Polizei.

Es war gegen zwanzig Uhr, ich hatte meine Tagschicht auf der Neurologie beendet, eine letzte Runde gedreht und biss gerade in das Butterbrot, das die Schwester mir im Schwesternzimmer immer bereitstellte, als ich in die Aufnahme gerufen wurde. Dort standen zwei Polizeibeamte, die ein Ehepaar flankierten. Sie redeten unaufgeregt miteinander.

»Wer ist der Patient?«, fragte ich.

»Herr Borsig«, sagten die beiden Beamten und deuteten auf den Mann. Dieser gab seiner Frau einen Kuss auf den Mund, strich ihr zärtlich über den Kopf und sagte: »Geh zu den Kindern. Ich bin bald wieder zu Hause.«

Die Beamten klärten mich darüber auf, dass der Mann in letzter Zeit wiederholt aggressiv geworden war. In Momenten der Klarheit sei er bestürzt über sein Verhalten, er wisse, dass er sich nicht mehr im Griff habe, und so habe er einer Einweisung in die Neurologie zugestimmt.

Ich führte Herrn Borsig durch den Flur, vorbei an einem Patienten, der am Revers seines Bademantels knabberte, einem anderen, der immer wieder meinen Namen flüsterte, einem dritten, der weinend die Wand absuchte. Dann erreichten wir das Untersuchungszimmer, und ich bat ihn, sich zu setzen. Helmut Borsig war ein fünfunddreißigjähriger Tischlermeister mit athletischem Körperbau und gesunder Konstitution. Allerdings wirkte er blass und abgespannt, als hätte er Mühe, aufrecht zu stehen.

»Herr Borsig, welche Beschwerden haben Sie?«

»Ja, Beschwerden.« Er ließ den Blick über die Wände schweifen, über einen Abreißkalender und die Geräte, die in einer Vitrine standen.

»Ihre Beschwerden, Herr Borsig?«

»Müde bin ich oft. Und dann habe ich manchmal Schwierigkeiten, wissen Sie, ich war immer gut im Kopfrechnen, ich bin ja Schreiner, Individualküchen. Ich baue Ihnen die vertracktesten Eckschränke, und da muss ich natürlich die Maße vor Ort nehmen, Pi mal Daumen überschlagen, wie viel Material, Preis und so weiter. Bis vor einem Jahr war ich in der Bezirksliga aktiv, Vorstopper. Ich hatte Luft für zwei. Ich will mich nicht brüsten mit meiner Zweikampfquote, aber eine gewisse Sicherheit gab ich meinen Hinterleuten schon. Ich wusste, wann man auch einmal ein wenig härter zur Sache gehen muss. Aber nicht einen Platzverweis in vierzehn Jahren A-Mannschaft, verstehen Sie mich nicht falsch.«

Ich nickte. »In die Bezirksliga habe ich es nie geschafft, sonst wären wir vielleicht sogar einmal aneinandergeraten, aber Sie wollten mir noch erklären, wie das mit den Küchen ist, wenn Sie die Materialkosten überschlagen.«

»Ja, was soll damit sein? Ich muss halt vor Ort ausrechnen, was ich verbrauchen werde.«

»Und damit gibt es Probleme?«

»Mit dem Verbrauch?«

»Vielleicht auch mit der Berechnung?«

»Ja, jetzt, wo Sie es sagen. Ich kann seit einiger Zeit das kleine Einmaleins nicht mehr. Und dann verliere ich sofort die Geduld. Man hat ja heutzutage auch immer einen Taschenrechner dabei, um Fehler zu vermeiden, vielleicht bin ich auch ein bisschen aus der Übung.«

Ich stellte ein paar einfache Rechentests an. Die Ergebnisse waren für einen Mann seines Alters und seiner Qualifikation verheerend.

Noch in der Nacht beratschlagte ich mich mit der Oberärztin. Dr. Ritter war einige Jahre älter als ich, eine exzellente

Ärztin, mit der ich hervorragend harmonierte. Auch bei unserer Besprechung waren wir schnell einer Meinung. Der Patient war in seinen geistigen Fähigkeiten ebenso beeinträchtigt wie in der Kontrolle seiner Affekte. Da sich die Veränderung in relativ kurzer Zeit entwickelt hatte, konnte diese physische Ursachen haben, z.B. eine geplatzte Ader im Kopf. Daher beschlossen wir, eine Angiografie (eine Darstellung der Blutgefäße durch Röntgenaufnahme) durchzuführen. Wir betäubten den Halsbereich mit einem Lokalanästhetikum, um dort ein Kontrastmittel in die Arterie zu spritzen. Dann ließen wir Aufnahmen des Gehirns anfertigen. Gewöhnlich stellt sich das Innere des Schädels als ein in zwei Hälften geteiltes, aufgebauschtes Netz dar. Bei unserem Patienten dagegen war das Bild ebenso überraschend wie dramatisch: Auf der linken Seite war das Gehirn diffus vergrößert und hatte das Ventrikelsystem (die Hohlräume) massiv zusammengedrückt. Die Diagnose war klar: Hirntumor, also ein Fall für die Neurochirurgen.

Der verantwortliche Oberarzt der Nachbarklinik war Professor Volz, ein sonnengebräunter, durchtrainierter Mittfünfziger, eine Koryphäe, die auch uns immer wieder mit ihren Diagnosen und virtuosen Eingriffen verblüffte. »Eine Operation ist unmöglich«, sagte er nach einem Blick auf die Röntgenaufnahmen. »Wir müssen bestrahlen, vielleicht haben wir dann noch eine Chance.«

Ich vertraue oft dem ersten Eindruck, und der stimmte mit Volz' Einschätzung überein. Frau Dr. Ritter jedoch runzelte die Stirn und sagte: »Es könnte sich doch auch um etwas anderes handeln.«

»Ach ja, um was denn?«, fragte Professor Volz.

»Die Folge von Mykomen, Pilzabszessen zum Beispiel.«

Volz musterte sie erstaunt, mit einem etwas abfälligen Lächeln. »Liebe Frau Dr. Ritter, haben Sie das schon einmal gesehen? Einen Pilzabszess in dieser Größe?«

»Nein«, sagte sie kleinlaut. Instinktiv wollte ich Partei für meine Kollegin ergreifen, aber da ich mir den Ruf eines vorlauten Terriers erworben hatte, wäre das vielleicht kontraproduktiv gewesen.

Professor Volz lächelte großherzig und schloss: »Ich auch nicht.«

»Aber theoretisch wäre es denkbar. Eine Gewebepunktierung könnte den Zweifel ausräumen«, gab meine Kollegin nicht auf.

»*Ihren* Zweifel.«

Die Entscheidung lag inzwischen bei der Neurochirurgie, und die Punktierung blieb deshalb aus.

Die Behandlung mit der Strahlenkanone wurde in unserem Klinikum begonnen. Schon nach wenigen Tagen fühlte Herr Borsig sich besser, und seine Frau konnte ihn mit den Kindern besuchen. Als der Junge und das Mädchen an sein Bett traten und ein wenig erschrocken auf das Pflaster am Hals und die Infusion im Unterarm starrten, während von draußen das monotone Schreien eines verwirrten Patienten zu hören war, lächelte er: »Ich war böse zu euch, aber jetzt bekomme ich wieder meine gute Laune eingeflößt.« Er zauberte unter der Decke zwei Tiere hervor. Aus einem Stück Zeitungspapier hatte er kunstvoll einen Drachen und einen Schwan gefaltet.

»Papa!«, rief die Kleine und nahm ihm den Schwan aus der Hand.

Er streckte seine Arme nach den Kindern aus, presste sie an seine Brust und sagte: »Es tut mir leid, es tut mir so leid. Das war nicht euer Papa, der euch so schlecht behandelt hat.«

Als er wieder alleine war, suchte ich ihn auf. Er lachte und sagte:»Unglaublich. Das alles kommt mir wie ein böser Traum vor. Ich merke erst jetzt, wie verändert ich war, aber ich kann mich gar nicht an alles erinnern. Meinen Sie, meine Familie wird mir verzeihen?«

»Natürlich. Das waren nicht Sie. Wie sieht es mit Ihrem Konzentrationsvermögen aus?«, fragte ich.

»Testen Sie es.«

Er löste spielend dreistellige Multiplikationen und verlor im Gespräch den Faden nicht mehr.

Nach zehn Tagen war Herr Borsig so weit, dass wir ihn für einige Stunden nach Hause lassen wollten. Er sollte den Sonntagnachmittag bei seiner Familie verbringen, und seine Frau holte ihn ab. Ich hatte gerade meine Zusatzvisite begonnen, als sie mich zu ihrem Mann rief.

»Er fühlt sich wieder schlechter, er scheint Fieber zu haben«, sagte sie. Tatsächlich hatte er glasige Augen und rote Wangen. Seine Stirn glühte. Ich rief die Schwester, ließ die Temperatur messen: Er hatte 40° Fieber. »Ich habe mich so auf meine Familie gefreut, Sie können sich nicht vorstellen, wie viel Porzellan ich zerschlagen habe.«

»Porzellan kann man wieder kitten«, sagte ich. »Auch nächste Woche.«

»Ich will aber jetzt nach Hause.«

»Herr Borsig, bei so hohem Fieber wollen wir kein Risiko eingehen. Auch nicht für Ihre Familie.« Ich versuchte, ihn nicht spüren zu lassen, wie besorgt ich war. Ein so plötzlicher Fieberschub konnte nicht von der Bestrahlung und auch nicht vom Tumor herrühren, sondern deutete eher auf eine schwere Infektion hin. Ich beriet mich wieder mit Frau Dr. Ritter, wir vermuteten einen Krankenhauskeim, der das durch die Bestrahlung geschwächte Immunsystem überwunden hatte.

Der nächste Tag war ein Montag. Als ich Herrn Borsig aufsuchte, schimpfte er gerade mit einer Schwester. Ich versuchte zu schlichten, doch er schrie mich an: »Sie haben mich angelogen. Ich sollte endlich wieder nach Hause. Was treiben Sie eigentlich hier mit mir?«

»Wir müssen noch einmal ein paar Untersuchungen durchführen.«

»Wozu? Sie sollen mich bestrahlen, verdammt. Ich will diesen Tumor loswerden.«

Mit einiger Mühe konnten wir Herrn Borsig sedieren und dann die wichtigsten Organe untersuchen. Das Bild des Gehirns gab Anlass zur Hoffnung. Die Zeichen der Raumforderung schienen sich bereits ein wenig zurückgebildet zu haben, was an der Bestrahlung, aber auch am Kortison und den entwässernden Medikamenten liegen konnte. In den anderen Organen fanden sich keine Anomalien. Bis man die Lunge röntgte. Man sah in beiden Lungenflügeln eine feinfleckige diffuse Zeichnung. Wir befürchteten eine Lungenentzündung und verabreichten Antibiotika.

Wir verlegten den Patienten auf die Infektionsstation, seine Kinder durften nicht mehr zu ihm, seine Frau musste Handschuhe, Kittel und Mundschutz tragen. Sie setzte sich täglich an sein Bett und hielt ihm die Hand.

Am Freitagabend rief Frau Borsig mich zu ihrem Mann, dem es immer schlechter ging. »Herr Borsig«, sprach ich ihn an, »hören Sie mich?«

Er hob einen Arm, schien etwas wegwischen zu wollen und schrie: »Pass doch auf, das ist ein Diamantsägeblatt! Weg damit! Hau den Ball weg.« Er wollte sich aufrichten, fiel aber entkräftet zurück aufs Kissen.

»Das geht schon seit einer Stunde so«, sagte Frau Borsig. »Er sieht Gespenster. Manchmal schreit er die Kinder an.« Sie unterdrückte ein Schluchzen. »Was ist nur mit ihm? Wieso helfen Sie ihm nicht?«

»Wir tun alles Menschenmögliche«, sagte ich. »Die Antibiotika schlagen nicht an.« Ich ließ noch einmal Temperatur messen, es war auf 41,1° gestiegen. Ich verabreichte ein fiebersenkendes Mittel, die Besserung war aber nur unwesentlich.

Frau Borsig weigerte sich, nach Hause zu gehen. Frau Dr. Ritter und ich standen ratlos am Bett des Patienten, der inzwischen kaum noch auf Reize reagierte. Eine Stunde später geriet er in einen Schockzustand und verlor das Bewusstsein. Wir verlegten ihn auf die Intensivabteilung, versorgten ihn mit künstlichem Sauerstoff und Infusionen. Wir waren seit sechzehn Stunden auf den Beinen, und auch am nächsten Tag hatten wir wieder Dienst.

»Wir werden ein paar Stunden schlafen. Die Schwestern rufen uns, wenn wir gebraucht werden«, sagte ich und drückte Frau Borsig die Hand. »Geben Sie ihm Kraft.«

Die Schwestern brachten ihr ein zweites Bett und Laken in das Zimmer, in der Nacht kamen sie regelmäßig, um die Vitalfunktionen des Patienten zu kontrollieren, und dabei stellten sie Frau Borsig jedes Mal Tee und Kekse ans Krankenbett.

Als ich am nächsten Morgen Herrn Borsigs Zimmer betrat, schlief seine Frau, an seine Hand geklammert, neben ihm. Sie schrak hoch, schaute verstört die grünen Leuchtdioden der Apparate und dann mich an und sagte: »Entschuldigung.« Sie betrachtete versonnen seine Brust, die sich im Rhythmus der Beatmungsmaschine hob und senkte. »Ich habe geträumt«, sagte sie. »Ich hatte zu Hause schon alles geschmückt, mit Luftballons und Girlanden.« Sie machte eine wegwerfende Geste und wiederholte: »Entschuldigen Sie. Er ist die ganze Nacht nicht zu sich gekommen. Er wird doch wieder aufwachen, oder?«

»Sein Körper ist sehr geschwächt. Er muss die Bestrahlungen und die vielen Medikamente verarbeiten. Das braucht seine Zeit. Wollen Sie nicht zu Ihren Kindern gehen?«, erwiderte ich.

»Sie sind bei den Großeltern. Ich bleibe bei Helmut.«

»Gut. Brauchen Sie etwas? Haben Sie Hunger?«

»Nein, vielen Dank, die Schwestern haben sich rührend um mich gekümmert.«

Eine Stunde später bekam Herr Borsig eine Herz-Kreislauf-Krise. Wir versuchten, ihn zu reanimieren, aber nach einer Viertelstunde mussten wir einsehen, dass es keinen Sinn hatte. Der Patient war gestorben, und seine Frau saß reglos neben dem Bett, mit halb geöffnetem Mund starrte sie auf den Brustkorb, der sich nicht mehr hob.

Wir ließen sie bei ihm, so lange sie wollte. Dann riefen wir ihr ein Taxi und baten sie, am nächsten Tag wiederzukommen.

Diverse Formalitäten mussten geregelt werden, und außerdem hatten wir ein heikles Anliegen. Frau Dr. Ritter wollte, dass ich es vortrug. Wir saßen im Arztzimmer. Ein nüchterner Raum mit zwei Schreibtischen, Aktenschränken, zwei Topfpalmen und einer Untersuchungsliege.

»Frau Borsig. Es tut uns unendlich leid, dass wir Ihrem Mann nicht helfen konnten.«

Sie schüttelte den Kopf mit den braunen Locken. »Ich verstehe das nicht. Es ging ihm doch besser. Er war wieder ganz normal.«

»Wir verstehen es ebenso wenig. Das ist auch der Grund, warum wir Sie um einen großen Gefallen bitten wollen.«

Sie hob den Kopf, ihre verweinten geschwollenen Augen schienen durch uns hindurchzusehen.

»Wir müssten Ihren Mann noch einmal genau untersuchen.«

Sie betrachtete uns verständnislos.

»Es ist sicher nicht einfach für Sie, aber bitte geben Sie Ihren Mann zur Obduktion frei.«

»Aber …«

»Wir versichern Ihnen, das ist ein pietätvoller Vorgang. Es ist wie eine Operation.«

»Werden Sie dabei sein?«, fragte Frau Borsig.

»Ja. Es wird in aller Stille und Ehrfurcht vor dem Leichnam geschehen. Aber wir müssen verstehen, was mit Ihrem Mann geschehen ist. Wir wollen, falls wir einen Fehler gemacht haben, diesen Fehler nicht wiederholen. Wir wissen einfach nicht, woran Ihr Mann gestorben ist.«

»Ich möchte das nicht.«

»Es ist auch für Ihre Familie von Bedeutung. Sollten wir feststellen, dass Ihr Mann an einer Erbkrankheit litt, könnten wir bei Ihren Kindern vielleicht Vorsorgemaßnahmen treffen.«

Sie schüttelte den Kopf.

»Aber …«, setzte ich an, doch Frau Dr. Ritter hielt mich am Ärmel zurück. »Sie müssen jetzt keine Antwort geben. Überlegen Sie es sich in aller Ruhe«, sagte sie.

»Ich habe Ihnen eine Antwort gegeben.«

Obduktionen sind ein ganz entscheidender Bestandteil der medizinischen Forschung. Sie ermöglichen eine permanente Kontrolle des ärztlichen Tuns und sind daher auch für den Nachweis etwaiger Kunstfehler unverzichtbar. Die vermeintlichen Mehrkosten führen jedoch dazu, dass man in Deutschland häufig den bequemsten Weg wählt und sie unterlässt.

Nach zwei Tagen rief Frau Borsig an und gab den Leichnam zur Obduktion frei.

Es arbeiteten zwei Teams an der Autopsie. Unsere Neuropathologen untersuchten in meinem Beisein das Gehirn. Der Rest des Leichnams wurde vom Pathologischen Institut geöffnet. Es dauerte mehrere Wochen, bis wir die Ergebnisse in einer Konferenz abgleichen konnten. Wir stießen auf Herde in Hirn und Lunge, die wir zuerst für Metastasen hielten, die genaue histologische Untersuchung ergab jedoch, dass es sich um Entzündungen gehandelt hatte, diffuse granulomatöse Veränderungen, die nicht dem Tumor entsprachen.

Der Abgleich der verschiedenen Proben ergab den überraschenden Befund: Der Mann hatte keinen Tumor, sondern Hirntuberkulose gehabt. Da es damals weder eine Computertomografie noch Magnetresonanzdiagnostik gab, hatten wir uns auf das Röntgenbild verlassen, welches, da die Tuberkulome unglücklicherweise auf eine Hirnhälfte konzentriert waren, wie ein klassischer Tumor aussah. Hätte man das Gehirn punktiert, wäre allerdings die Diagnose eindeutig gewesen. Man hätte eine vollkommen andere Therapie vorgenommen und den Mann höchstwahrscheinlich heilen können. Die Bestrahlung dagegen hatte die Tuberkulose aufflammen lassen und zum tödlichen Verlauf gesteigert.

Die kurzfristige Besserung war durch das Kortison eingetreten, das die Entzündung der Tuberkulome zurückgedrängt hatte. Das Ödem war ein wenig geschrumpft, der Hirndruck hatte leicht nachgelassen. Selbst kleinste Schwankungen dieses Drucks zeitigen eine enorme Wirkung. Deshalb die fast wundersame positive Verwandlung des Patienten, die Illusion, wir hätten den richtigen Therapieansatz.

Wir baten Frau Borsig zu einem Gespräch zu uns in die Klinik. Die Hirntuberkulose ist meldepflichtig, und wir mussten die ganze Familie auf eine mögliche Ansteckung untersuchen. Darüber hinaus standen wir vor einer weitaus schwierigeren Aufgabe: Wir mussten die Frau darüber aufklären, dass der Patient aufgrund unseres Versagens gestorben war. Sie musste entscheiden, ob sie Regressforderungen an die Klinik stellen wollte.

Sie kam in einem schwarzen langen Kleid, die leicht gewellten Haare zu einem Dutt gebunden, an der Hand den fünfjährigen Jungen und das Mädchen mit seinen langen Zöpfen und Sommersprossen. Frau Borsig gab uns die Hand und sagte: »Tut mir leid, auf die Schnelle konnte ich keine Betreuung für die beiden organisieren. Worum geht es?«

Wir setzten uns, und Frau Dr. Ritter, als die Ältere, ergriff das Wort.

»Frau Borsig, uns liegen neue Erkenntnisse vor.«

»Welcher Art?«, fragte sie zurück, und ich betrachtete die Kinder, die uns verängstigt ansahen. Frau Borsig war blass, die Augen gerötet, aber sie bewies eine erstaunliche Fassung. Ich wollte nicht, dass die Kinder das weitere Gespräch mit anhören mussten, stand auf und fragte sie, ob sie Lust auf ein Spiel hätten. Allerdings wollte ich auch nicht, dass sie durch die Patienten auf unserer geschlossenen Abteilung verängstigt wurden. Ich holte eine der jüngeren Schwestern und übergab die beiden in ihre Obhut.

Als ich zurückkam, saß Frau Borsig zusammengekrümmt auf dem Stuhl, als hätte man ihr einen Faustschlag in den Magen verpasst. Tränen standen in ihren Augen.

Frau Dr. Ritter signalisierte mir, dass sie den Ablauf der Ereignisse geschildert hatte.

Ich dachte an die Diskussionen zurück, an die Leichtfertigkeit, mit der Dr. Ritters Gesuch um eine Punktierung abgetan worden war. Wie oft schon hatte ich meinen Willen durchgesetzt, auch bei Belanglosigkeiten. Wieso nicht hier? Ich selbst hatte den größten Fehler gemacht. Ich hätte auf meinen Instinkt hören und Frau Dr. Ritter in der Diskussion unterstützen müssen. Dann hätten die beiden Kinder ihren Vater noch.

»Frau Borsig, wir haben Ihren Mann falsch behandelt. Damit haben wir seinen Tod mitverursacht. Wir sagen Ihnen ganz offen, dass Sie, falls Sie gegen die Klinik klagen wollen, gute Aussichten auf Erfolg haben. Man würde Ihnen sicher Schmerzensgeld und Schadensersatz zusprechen.«

Sie ließ ihren Blick zwischen mir und Frau Dr. Ritter hin und her wandern. »Wer von Ihnen hat den entscheidenden Fehler gemacht?«

»Es hat eine Diskussion gegeben über die Frage, ob das Gewebe punktiert werden und damit der letzte Zweifel über die Ursache ausgeräumt werden soll. Gemeinsam wurde entschieden, auf den Eingriff zu verzichten«, sagte ich.

Frau Borsig ließ ihren Blick wieder zwischen uns hin- und herwandern.

»Ich habe keine Kraft für so etwas.«

»Wir könnten Ihnen einen Anwalt nennen, der auf diese Fälle spezialisiert ist. Man könnte sich vermutlich auch außergerichtlich einigen. Sie müssten nicht einmal die Tortur einer Verhandlung über sich ergehen lassen.«

»Wozu das alles?«, fragte sie.

»Sie könnten einen beträchtlichen Betrag zugesprochen bekommen.«

»Geld ist nicht, was mir fehlt. Inzwischen sind vier Wochen vergangen, jedes Mal, wenn ich an ihn denke, ist es ... Wissen Sie, dass ich mich jedes Mal, wenn ich vor der Haustür stehe, überwinden muss, bevor ich den Schlüssel ins Schloss stecke? Ich muss stark sein, auch wegen der Kinder. Ich kann mir nicht erlauben ...« Sie konnte nicht weitersprechen, schüttelte nur noch den Kopf.

»Ich hätte nicht kommen sollen«, sagte sie. »Schon der Geruch an der Pforte hat alles wieder wachgerufen in mir. Ich muss Frieden schließen mit dem, was geschehen ist, nur so kann ich darüber hinwegkommen. Wenn ich jetzt wieder einen Streit anfange, bricht alles wieder auf.«

»Es muss keinen großen Streit geben. Sie selbst werden gar nicht involviert sein.«

»Meinen Sie?«, sagte sie mit einem scharfen Unterton.

Sie stand auf und gab uns beiden die Hand. »Danke für Ihre Aufrichtigkeit«, sagte sie. Frau Dr. Ritter, die immer eine gewisse spröde Aura umgeben hat, schloss sie plötzlich in die Arme und fing ebenfalls zu weinen an. Die beiden Körper schienen ineinander zu verschmelzen, ebenso wie die unterdrückten Laute und das Beben, das sie erschütterte.

Ich ging die Kinder holen.

»Es gibt noch eine letzte Kleinigkeit«, sagte ich. »Wir müssen Sie drei auf eine mögliche Infektion untersuchen.«

Sie nickte.

Die Untersuchungen, die wir von Frau Borsig und ihren Kindern nahmen, zeigten jedoch keinen krankhaften Befund. Sie waren gesund.

Auf eine Klage gegen die Klinik verzichtete Frau Borsig.

Olga

Er hieß Ivo, kam aus Jugoslawien, hatte einen muskulösen Nacken und blonden Flaum auf dem Rücken seiner schönen Hände. Er war mindestens zehn Jahre jünger als sie. Sie wusste, dass sie auf einem schmalen Grat wanderte, aber auch er hatte sich ein anderes Leben gewünscht, auch er sprach mit einem slawischen Akzent, der eine empfindliche Saite in ihr anschlug, die wie die Kindheit in ihrer fernen Heimat klang.

Während er eine weitere Flasche Champagner bestellte, erzählte er, dass er nach Deutschland gekommen sei, um hier sein Glück zu machen, er hatte eine Tauchschule gründen wollen, aber dann war alles anders gekommen. Als ehemaliger Marinetaucher und Einzelkämpfer verstand er es jedoch, sich Respekt und ein Auskommen zu verschaffen.

Olga hielt sich gut für ihr Alter, aber sie musste nicht mehr selbst anschaffen. Jupp hatte ihr die Leitung eines Etablissements übertragen, und eigentlich hätte sie jetzt nach den Mädchen sehen müssen.

Ivo schenkte ein, sie stießen an, er lächelte, und sie spürte, wie ihr der Zigarettenrauch, der Alkohol und seine geraden weißen Zähne zu Kopf stiegen. Seine Blicke glitten über ihren Hals, ihre Schultern, sie wusste nicht so recht, wie sie mit heiler Haut davonkommen sollte – und ob sie davonkommen wollte.

Jupp war weit weg, aber im Milieu sprach sich alles herum, und die Mädchen würden sicher nicht dichthalten. Irgendeine, die auf ihren Posten als Puffmutter spekulierte, würde Jupp eines Abends schöne Augen machen und Olga anschwärzen.

Ivo forderte sie zum Tanz. Er hatte Manieren, das mochte sie, und sie ließ sich gerne von ihm führen.

Nach dem dritten langsamen Walzer war seine Hand von ihren Lendenwirbeln auf den Po gewandert. »Olga«, flüsterte er, »weißt du, dass du viel zu schade bist für diesen Jupp?« Sie bekam eine Gänsehaut am Nacken. »Auf meinen Jupp lasse ich nichts kommen.«

»Er ist auf dem absteigenden Ast. Seine Zeit ist vorbei.«

Die Patientin, die von zwei Pflegern auf die geschlossene Abteilung gebracht und mir als Olga vorgestellt wurde, sah aus wie ein gerupftes Huhn. Ihre Schminke hatte sich in Schweiß und Tränen aufgelöst. Die Frau war slawischer Abstammung und mit ihren ausgeprägten Wangenknochen und leuchtend grünen Augen sicher einmal eine Schönheit gewesen. Sie versuchte sich loszureißen, schrie wirres Zeug und schlug um sich. Dann wieder brütete sie zusammengesunken vor sich hin. In das Protokoll der Feuerwehr hatte der Notarzt »Verdacht auf Schizophrenie« geschrieben, aber irgendetwas an dem Gesamtbild irritierte mich. Schizophrene Patienten strahlen in ihrem Wahn für gewöhnlich eine gewisse Kälte aus. Olga jedoch erregte mein Mitgefühl. Ich versuchte, aus ihr herauszubekommen, seit wann sie sich in dem verwirrten Zustand befand. Aber sie reagierte auf keine meiner Fragen, fing immer wieder an, Fliegen zu fangen oder auf imaginäre Stimmen zu antworten.

Am Nachmittag kamen zwei Frauen auf die Station, die sich als Olgas »Freundinnen« vorstellten. Sie waren deutlich jünger – um die zwanzig, schätzte ich –, trugen äußerst kurze Röcke, Leopardenjäckchen, tiefe Dekolletés und Pfennigabsätze. Auch sie konnten mir nicht weiterhelfen. Olga habe sich am Vortag völlig normal benommen, man habe sich am Nachmittag »auf Kaffee und Kuchen« getroffen, aber als sie Olga am nächsten Morgen hätten besuchen wollen, hätten sie sie nicht wach bekommen. Bei der Feuerwehr erfuhr ich, wenig überraschend, dass man Olga im Rotlichtmilieu aufgegabelt habe. Sie lag bewusstlos in ihrem Bett. Ich gab Anweisung, Olga zu sedieren und abzuwarten, ob sie am nächsten Tag zugänglicher sein würde.

Meinem Chef Professor Scheid assistierte ich zu jener Zeit nicht nur in der Klinik, sondern auch im akademischen Betrieb. Wie jeden Dienstag nahm er mündliche Prüfungen ab, und wie immer stauten sich die Kandidaten vor seinem Büro. Als Letzter trat Gernot Serner ein, ein schmaler junger Mann mit Hornbrille und gepflegtem Äußeren, der durch seine klugen Bemerkungen in der Vorlesung aufgefallen war. Professor Scheid war sichtlich erfreut, ihn zu sehen.

Doch schon bei den ersten Fragen wirkte Serner unkonzentriert. Die Augen schienen ihm zuzufallen, seine Bewegungen waren verzögert, seine Antworten zum Teil umständlich, zum Teil falsch. Professor Scheid sah auf die Uhr. Ich kannte ihn als strengen Lehrer, der keine Schludrigkeit durchgehen ließ. Gleich würde er den Studenten mit einem Donnerwetter aus dem Zimmer jagen. Doch er sagte: »Um wie viel Uhr hätten Sie laut Zeitplan geprüft werden sollen?«

Serner betrachtete ihn mit halb offenem Mund.

»Welche Uhrzeit steht vor Ihrem Namen?«

»15.30 Uhr.«

Scheid nickte. »Das war vor zwei Stunden. Ich gebe Ihnen jetzt einen guten Rat. Nicht etwa, fleißiger zu lernen, sondern meine nächste Vorlesung nicht zu versäumen. Ich werde die heutige Prüfung nicht werten. Sie kommen in zwei Wochen wieder.«

Dann entließ er den verdutzten Kandidaten.

Auch ich wusste nicht, wie ich Scheids Verhalten deuten sollte. Sicher hatte er das Gespräch nicht aus Bequemlichkeit abgebrochen. Und natürlich war ich gespannt auf die nächste Vorlesung.

Der folgende Tag war ein Mittwoch. Ich war wieder auf der geschlossenen Abteilung und versuchte, ein Gespräch mit Olga zu führen. Ihre jungen Freundinnen hatten sie soeben besucht und eine fast wundersame Verwandlung bewirkt. Die Patientin saß auf einer Holzbank im Flur, das Haar toupiert, aufwendig geschminkt – sie wirkte zehn Jahre jünger. »Gut, dass ich Sie treffe«, winkte sie mir zu.

»Sie erinnern sich an mich?«

»Natürlich. Ich muss Ihnen etwas anvertrauen.«

Ich setzte mich neben sie, und sie betrachtete die anderen Patienten, die den Flur bevölkerten. Es war das gewohnte Bild, das für mich alltäglich, für einen Neuling aber gespenstisch war: Verrenkungen, Selbstgespräche, monotones Schreien, sinnlose Gesten gegenüber eingebildeten Gesprächspartnern.

»Ich bin hier falsch. Ich habe wahrscheinlich mit dem Champagner übertrieben, es waren wohl auch ein paar Schnäpse dazwischen, und dann ist hier oben 'ne Sicherung durchgeknallt.« Sie tippte sich an die Stirn. »Aber ich bin nicht verrückt.«

»Nur Alkohol?«

»Ja.«

Inzwischen war ihre Blutprobe ausgewertet, und tatsächlich hatte man dort Restalkohol gefunden.

»Wie oft trinken Sie denn?«

»Glauben Sie, ich bin 'ne Schnapsdrossel? Das war eine Ausnahme, ein ganz besonderer Abend.«

»Gab es etwas zu feiern?«

»Wenn Sie so wollen.«

Sie schien sich in angenehmen Erinnerungen zu sonnen, die jedoch plötzlich verdüstert wurden. »Und dann gab es Streit?«, fragte ich.

»Nein.«

»Es war ein munterer Abend, Ihnen ging es gut, und plötzlich tauchten diese Stimmen und andere merkwürdige Wahrnehmungen auf?«

»Nein, nein.«

Sie gab mir nur noch ausweichende Antworten und schien wieder zu halluzinieren.

Am nächsten Vormittag hatte Professor Scheid seine Vorlesung zum Thema »Fehldiagnose« zu halten. Der Hörsaal war wie immer überfüllt, Kandidat Serner saß in einer der vorderen Reihen. Professor Scheid war ein begnadeter Redner. Sein phänomenales Gedächtnis paarte sich mit Wortwitz und Gespür für Dramaturgie. Er erzählte den Fall eines Chemikers, den man in seinem Arbeitszimmer gefunden hatte, umgeben von Kerzen, mit dem Oberkörper auf den Notizen zu einer Forschungsarbeit liegend, wirre Satzfetzen murmelnd. Er schien unter Schizophrenie zu leiden, kam auf die geschlossene Abteilung und setzte auch dort sein kurioses Verhalten fort, indem er theatralisch deklamierte, Oberarzt und Chefarzt von oben herab behandelte, dann wieder hilflos wie ein Parkinson-Patient herumtappte und die Ärzte um Hilfe anflehte. »Er sagte uns bei jeder

Visite: Binnen drei Tagen bin ich hier raus. Und er sollte recht behalten, denn er war nicht schizophren. Seine Frau fand eine ganze Reihe leerer Preludin-Schachteln. Der Mann hatte, um seine Forschungsarbeit abzuschließen, Tag und Nacht durchgearbeitet und sich mit einer Überdosis sogenannter ›Hallo-Wach-Tabletten‹ aufgeputscht. Die Stimulanzien hatten einen psychotischen Zustand ausgelöst. Zum Glück konnten wir, auch durch den Hinweis der Frau, unsere Eingangsdiagnose korrigieren. Aber stellen Sie sich vor«, und hier setzte er eine effektvolle Pause und ließ den Blick über die Reihen der jungen Gesichter schweifen, »der Patient wäre auch handgreiflich geworden, man hätte ihn bändigen und womöglich mit weiteren Psychopharmaka ruhigstellen müssen. Die verheerende Wirkung auf seine Psyche hätte sich fortgesetzt, und der Mann wäre womöglich noch heute auf der geschlossenen Abteilung.«

Es herrschte Stille im Saal, einige Zuhörer schauten betreten, ich dachte an Olga. Ob sie wohl ebenfalls Aufputschmittel genommen hatte, die in Kombination mit dem Alkohol diese Wirkung gezeitigt hatten?

»Sie sind Mediziner, Sie kennen die Wirkung von Psychopharmaka und können sie sich leichter als andere beschaffen«, setzte Scheid wieder an. »Es gibt Drucksituationen im Studium, in der Forschung, Angst vor Prüfungen, ein Übermaß an Stoff, der gepaukt werden muss, usw. Aber ich möchte in aller Eindringlichkeit an Sie alle appellieren: Hände weg von diesen Medikamenten! Sie können damit bestenfalls eine akute Notsituation überspielen, aber am Ende werden Sie dafür bezahlen, mit körperlichen oder psychischen Beeinträchtigungen. Immer. Es gibt keine Droge ohne Nebenwirkungen.« Diesmal blieb sein Blick an Serner hängen, der verlegen auf seinen Ringblock sah.

Ich konnte es kaum erwarten, Olga wiederzusehen, um meinem Verdacht nachzugehen. Ich wartete, bis ihre Freundinnen die obligatorische Visite beendet hatten, dann ging ich mit ihr hinaus in den begrünten Innenhof.

»Leiden Sie manchmal unter Mattheit und Müdigkeit?«

»Nein.«

»In Ihrem Job müssen Sie doch viele Nachtschichten machen und können deshalb nur unregelmäßig schlafen.«

»Ja, schon.«

»Haben Sie Schlafstörungen?«, fragte ich sie.

»Nein, wieso?«

Wir setzten uns wieder auf eine Bank, sie schlug die Beine übereinander, und ich sah die Pumps, die zu ihrem Bademantel einen kuriosen Kontrast bildeten.

»Haben Sie jemals Beruhigungs- oder Aufputschmittel genommen?«

»Immer nur Kaffee.«

»Auch nicht an jenem Abend? Oder hat Ihnen vielleicht jemand anderes …?«

Sie bekam rote Flecken am Hals, fing zu schnauben: »Dieses Schwein … Der wird doch wohl nicht …«, sagte sie.

»Was wird er nicht? Wer?«

»Dieser Ivo.« Sie schlug sich an die Stirn. »Natürlich … ich fühlte mich richtig beschwingt. Und auf einmal … Der muss mir irgendwas ins Glas getan haben. Deswegen war ich auf einmal weg. Ich weiß gar nicht mehr, wie ich ins Bett gekommen bin.«

Sie erzählte mir, dass sie mit einem Mann getrunken habe, auch ein wenig geflirtet und getanzt, und dass ihr auf einmal schlecht geworden sei. Von da an habe sie keine Erinnerung mehr.

In Olgas Blut waren außer dem Alkohol keine verdächtigen Substanzen gefunden worden. Allerdings sind bestimmte Psychopharmaka schon nach zwölf Stunden nicht mehr nachzuweisen.

»Sie meinen, er hat Ihnen ein Schlaf- oder Betäubungsmittel gegeben, um Sie gefügig zu machen?«

»Gefügig, bestimmt. Aber nicht so, wie Sie denken …«

»Wie denke ich denn?«

»Das, was auch ich dachte, ich dumme Pute. Sie müssen wissen, dass ich ein Bordell führe. Ich bin aber eine faire Puffmutter, habe immer ein gutes Verhältnis zu den anderen Mädchen gehabt. Sie sehen ja, wie Denise und Wanda an mir hängen.«

Das mussten die beiden »Freundinnen« vom Kaffeekränzchen sein.

»Wir haben auch Exklusivkundschaft. Wir machen zudem Privatbesuche, absolut vertraulich und verschwiegen, wir sind hier Marktführer in der Stadt, aber Jupp, mein Freund, ist seit einigen Tagen in Frankreich unterwegs, ich war schutzlos. Die Konkurrenten – ich nenne keine Namen – haben mich schon zwei Tage zuvor bearbeitet und versucht, mich auf ihre Seite zu ziehen. Ich habe gesagt: Jupp ist mein Mann, hört auf. Und dann haben sie wohl diesen Ivo auf mich angesetzt, der hat mich beturtelt, und dann … ich dachte …«

Eine Träne lief ihr über die Wange, dann wurde sie rot vor Wut und fluchte auf recht farbenfrohe Weise, Hochdeutsch mischte sich mit Kölner Dialekt und den kehligen Lauten eines osteuropäischen Idioms.

»Ich kann Sie jedenfalls beruhigen. Sie haben wohl keine ernsthafte psychische Erkrankung …«

»Keine … wie heißt das … schizophrene Psychose?«

»Wie kommen Sie darauf?«

»Das hat der andere Arzt zu einem Pfleger gesagt.«

»Unsinn. Ihr Körper muss entgiftet werden, dann werden Sie wieder gesund. Aber es ist ungewöhnlich, dass Beruhigungsmittel und Alkohol eine solche Zerrüttung auslösen.«

Olga empfing weiterhin regelmäßig Besuch, ihr Zustand stabilisierte sich.

Eines Tages wurde heftig an die Tür meines Arztzimmers geklopft. Als der Mann eintrat, wusste ich sofort, mit wem ich es zu tun hatte. Er war ein Prachtexemplar seiner Gilde. Dichter schwarzer Haarschopf, satt pomadisiert, Lippenbärtchen wie Errol Flynn und eine Brustbehaarung, unter der bläuliche Tätowierungen schimmerten. Nachdem er die Kaschmirjacke abgelegt hatte, kam ein enges T-Shirt zum Vorschein, unter dem sich die Oberarmmuskeln spannten. Als Nachkomme einer Goldschmiedefamilie schätzte ich den Gesamtwert der diversen Goldkettchen, des Fingerrings mit Mehrkaräter und seiner brillantbesetzten Rolex auf mehrere Tausend D-Mark. »Junge, ich komm das Olga abholen, ich danke dir«, sagte er und streckte mir die Hand über den Schreibtisch. Der Händedruck war wie erwartet. »Was bin ich dir schuldig?«

»Nichts. Aber Sie können sie nicht mitnehmen.«

»Ich muss. Der Laden läuft nicht ohne sie. Sie ist die gute Seele, wenn du verstehst, was ich meine.«

»Sie ist noch nicht geheilt.«

»Die Mädchen haben mir gesagt, sie hat ein bisschen gesponnen. Aber jetzt ist sie wieder in der Reihe.«

»Ein so starker psychotischer Schub ist nicht nach drei, vier Tagen auskuriert. Ich möchte sie zumindest noch ein wenig unter Beobachtung halten.«

»Ja, das glaube ich dir gerne. Aber auf die braucht keiner Obacht zu geben, keiner außer mir. Nicht einmal mit Gas haben sie die kleingekriegt.«

»Gas?«

»Na, die haben von der Küche unten einen Schlauch in ihr Schlafzimmer im zweiten Stock gelegt und Gas eingeleitet. Aber keine Sorge, ich krieg noch raus, wer das war. Der hat die längste Zeit das Pflaster unserer Stadt getreten.«

»Wollen Sie nicht die Polizei unterrichten?«, hakte ich ein.

»Halt! Das ist ein Arztgeheimnis, klar? Sonst haben Sie ein Problem mit mir.«

Jetzt war mir endgültig klar, was die Psychose ausgelöst hatte: eine Kombination aus Alkohol, Betäubungsmitteln (heute als »K.-o.-Tropfen« bekannt) und Kohlenmonoxid.

Ich konnte Jupp noch acht Tage hinhalten. Dann wurde Olga als geheilt entlassen und mit einer großen weißen Limousine und schillerndem Empfangskomitee abgeholt. Am nächsten Tag erschien ihr Beschützer und bat mich um ein Gespräch unter vier Augen. Wir saßen wieder im Arztzimmer auf der geschlossenen Abteilung, und sein erster Kommentar war: »Das ist heute das letzte Mal, dass ich diesen Prachtbau betrete. Is ja schlimmer wie im Puff hier. Aber ich wollte mich dankbar zeigen. Hier, das is ein Liebesbrief für dich.«

Er schob mir einen Umschlag über den Schreibtisch. Er war zugeklebt, mit einem »M« verziert, und ich fühlte, dass er prall gefüllt mit Scheinen war. Ich sagte lächelnd: »Von Männern nehme ich keine Liebesbriefe«, und schob ihm das Kuvert zurück.

»Mach keinen Quatsch.«

»Junge, du hast bestimmt bald einen Herzinfarkt, dir fällt das Bein ab, weil du von der vielen Raucherei eine Durchblutungsstörung hast, oder einer deiner Konkurrenten hat dir ein paar über die Rübe gezogen. Zu welchem Möbius gehst du dann? Zu dem, der solche Liebesbriefe nimmt, der sich schmieren lässt?«

Ein langer Blick, er hob die Hände und sagte in breitestem Kölsch: »Jung, du häst jewonne«, und zog das Kuvert wieder ein. Er stand auf und schrieb mir eine Telefonnummer auf einen Zettel. »Mag sein, dass ich einmal einen Doktor brauche, aber so ein Doktor wie du, der braucht auch irgendwann mal einen wie mich. Das Auto ist geklaut oder der schöne Perser, der vor deinem Kamin lag. Du weißt, wenn einer sein Handwerk versteht, tappt die Polizei im Dunkeln. Aber nicht der Jupp. In dieser Stadt verschwindet kein Auto und kein Perser, der mehr als einen Tausender wert ist, ohne dass der Jupp davon Wind bekommt. Denk dran, du hast bei mir einen Gefallen gut.«

Er klopfte auf den Schreibtisch, und dann ging er.

Zwei Tage später war Gernot Serner wieder zur mündlichen Prüfung eingetragen. Professor Scheid ließ ihn diesmal drei Stunden warten, ehe er ihn hereinrief. Serners Blick irrte unsicher im Raum hin und her, er wischte sich immer wieder die feuchten Hände an der Hose ab, und Scheid fragte ihn: »Sind Sie nervös?«

»Nein, nein.«

»Doch, Sie sind es, und das ist gut so. Es ist eine gesunde Reaktion, die wir nicht künstlich unterdrücken sollten, auch wenn sie unangenehm ist.«

Er fing an, seine Fragen zu stellen, und nach zögerlichem Beginn redete der Kandidat sich frei. Professor Scheid signalisierte ihm sein Wohlwollen, indem er die Prüfung als eine Art Fachgespräch unter Kollegen führte. »Glückwunsch, Sie haben sich eine Eins verdient«, sagte er zum Schluss und fügte an: »Ich freue mich, dass Sie nicht nur meinen Veranstaltungen folgen, sondern auch meinen Ratschlägen. Sie sind ein exzellenter Medizinstudent, auch – oder sagen wir besser: vor allem ohne chemische Hilfsmittel.«

Dann verabschiedete er den Kandidaten mit einem Lächeln. Als die Tür zufiel, seufzte er, fuhr sich über die Augenlider und packte seine Unterlagen zusammen.

»Würden Sie mich noch auf eine Tasse Kaffee begleiten?«, fragte er. »Oder halten Sie das für inkonsequent?«

Schwarzwaldwanderung

Edmond Dufrènes vertäute mit steifen Muskeln den kleinen Holzkutter am Kai, zog Wathose und Gummistiefel aus und warf einen Blick in den dämmrigen Morgenhimmel, unter dem der Atlantik toste.

Graue Regenwolken zogen über die grünen Kämme der bretonischen Steilküste. Der Sommer war lange vorbei, und nun ging auch der Herbst zu Ende. Die Nächte würden immer härter werden. Mit Brechern, Eisregen und Sturmböen. Aber es war die Zeit der großen Makrelenschwärme und der Schollen.

Als Edmond über die Schwelle seines Häuschens trat, roch er den frischen Kaffee, doch seine Frau saß nicht am Frühstückstisch. Er hörte ihre gequetschte Stimme aus der Tiefe des Flures. Warum nur habe ich mich breitschlagen und einen Telefonanschluss legen lassen?, dachte er. Schon wieder führte sie ein Auslandsgespräch. Als ob wir das Geld zum Fenster hinauswerfen könnten.

»Willst du endlich begreifen, dass unser Sohn erwachsen ist?«, rief er.

Seine Frau aber antwortete nicht, und das steigerte seine Wut.

Er ging in die Küche und setzte sich an den gedeckten Tisch. Er bestrich ein Stück Weißbrot mit Butter und Aprikosenkonfitüre, schenkte sich Kaffee ein, während der Sekundenzeiger auf der Wanduhr Runde um Runde drehte.

Als sie endlich hereinkam, fragte er: »Und, was hat unser Herr Sohn gesprochen?« Dabei warf er das Messer auf das Tischtuch.

»Nichts. Er kann nicht mit mir sprechen.«

»Weil er Dienst hat. So ist das nun mal in der Armee.«

Sie drehte ihm den Rücken zu, ihre schmalen Schultern, auf die das widerspenstige dichte Haar fiel. Sie war vor zwanzig Jahren eine Schönheit gewesen, und sie war es auch heute noch. Weinte sie?

»Tut mir leid«, sagte er. »Ich dachte nur …«

Sie drehte sich zu ihm, ihre großen Augen waren gerötet und fixierten ihn: »Was dachtest du, he?«

Er biss ratlos in sein Brot. »Wenn Krieg wäre, könnten sie auch nicht jeden Moment mit Zuhause telefonieren.«

»Es ist aber kein Krieg.«

»Sie müssen so tun, als wäre Krieg.«

»Er liegt im Hospital«, sagte sie kalt. Edmond sprang auf und ging langsam auf seine Frau Fabienne zu. Sie war zwei Zentimeter größer als er und wog nur halb so viel.

»Fass mich bloß nicht an«, schrie sie.

»Hatte er einen Unfall?«

Es war Montagmorgen. Ich war ein wenig schlecht gelaunt, weil ich meine Wanderung am Vortag wegen heftiger Schauer vorzeitig hatte abbrechen müssen. Der Regen peitschte immer noch gegen die Fenster des Besprechungszimmers. Wir erörterten die schwierigen Fälle. Der Diensthabende, Dr. Heini, sagte: »Wir haben gestern einen Patienten vom französischen Militärhospital überwiesen bekommen. Die Diagnose ist unklar. Er leidet unter hohem Fieber und heftigen Kopfschmerzen. Außerdem hat er flohstichartige Rötungen an Händen und Gesicht. Aber die Kommunikation ist schwierig. Gibt es einen unter Ihnen, der der französischen Sprache mächtig ist? Ich müsste mir sonst einen Dolmetscher besorgen.«

Meine Hand ging zaghaft in die Höhe. »Ich kann ein paar Brocken.«

Ich hatte in der Kinderlandverschickung mit zwei französischen Zwangsarbeitern auf einem Bauernhof gelebt, später in der Schule eine Französisch-AG besucht. Ich würde mich schon irgendwie verständigen.

Als mich Schwester Gebharda, eine füllige, gutmütige Mittsechzigerin, auf der Infektionsstation sah, sagte sie: »Gott sei Dank«, und führte mich an das Bett des Patienten. Es war ein sehr junger Mann mit hellen Augen und durchschnittlicher Statur. Seine Stirn war schweißnass. Er jammerte: »Ma tête, ma tête. Ça fait mal.« Er hatte petechiale Blutungen im Gesicht, und als ich seine Handflächen, die Bindehaut der Augen und die Nägel untersuchte, fand ich auch dort gerötete Punkte. Ich fasste behutsam an seinen Kopf, und er schrie auf. Zudem war sein Nacken steif, seine Muskulatur schien verhärtet zu sein. Wir mussten sofort handeln, denn dieser Patient schwebte in Lebensgefahr.

»Ich vermute eine Meningitis«, sagte ich.

Schwester Gebharda zeigte mir stumm das Pflegeprotokoll, das sie angelegt hatte. »Verdacht auf Meningitis«, hatte sie bereits mit Bleistift notiert. Schwester Gebharda hatte im Zweiten Weltkrieg lange im Lazarett gearbeitet. Sie kannte sich aus, hatte aber aus Taktgefühl erst einmal meine Diagnose abgewartet.

Meningokokken sind Bakterien, die in Europa etwa zehn Prozent der Bevölkerung im Mund-Rachen-Raum tragen. Meist sind sie harmlos, doch wenn sie die Schleimhäute durchdringen, können sie Hirnhautentzündung und Blutvergiftung auslösen. Erblindung, Taubheit, Hirnschäden und Tod können die Folge sein.

Wir gaben dem Patienten ein Schmerzmittel und entnahmen Nervenwasser. Der eitrige Liquor brachte Gewissheit: eine Reinkultur von Meningokokken. Wir verabreichten sofort Penicillin. Wie lange hatte er vorher schon im Militärhospital gelegen? In unmittelbarer Nähe unzähliger anderer Patienten? Meningokokken sind ansteckend, vor allem bei geschwächten Organismen.

Ich versuchte, mit dem jungen Mann ins Gespräch zu kommen, fragte, ob er der einzige Kranke in seiner Kompanie sei, aber er wandte sein schmerzverzerrtes Gesicht ab und schloss die Augen, um zu schlafen.

Ich rief in dem Militärhospital an, verlangte den Diensthabenden, doch man verweigerte mir jede Auskunft. Nach dem Mittagessen versuchte ich erneut, unserem Patienten Informationen zu entlocken. Die Schmerzmittel hatten angeschlagen, seine Miene war entspannter. »Gibt es unter den Kameraden noch mehr Kranke?«, fragte ich. Er riss die Augen auf, ruderte mit den Armen und raunte in einem französischen Dialekt: »C'est une grande catastrophe, mes camarades sont très, très malades.« Er verfiel in ein Lamento und murmelte immer wieder denselben Satz. Ich rief erneut im Militärhospital an. Diesmal verlangte ich den leitenden Militärarzt. Es dauerte eine ganze Weile, ehe man ihn an den Apparat holte. Er sprach leidlich Deutsch und war anfangs abweisend: »Ich habe im Moment keine Zeit.«

»Sie müssen sich Zeit nehmen. Der Patient, den Sie uns geschickt haben, hat eine Meningokokken-Infektion. Haben Sie noch weitere Fälle?«

»Das unterliegt dem Militärgeheimnis.«

»Sie kennen die Ansteckungsgefahr, vor allem bei kasernierten Truppen?«

»Die Kaserne untersteht der französischen Militäradministration.«

»Aber sie liegt mitten in Freiburg, und Ihr Patient ist jetzt in einem zivilen Krankenhaus. Die Gefahr einer Epidemie betrifft auch uns.«

Er schwieg.

»Ich würde gerne mit Ihnen persönlich sprechen.«

»Meinetwegen«, sagte er schließlich mürrisch.

Das Militärhospital war in einer Gründerzeitvilla im Zentrum des Kasernenkomplexes untergebracht. Der Chefarzt, ein leicht untersetzter Mann von Anfang sechzig mit Schnurrbart, Lesebrille am Goldkettchen und einem nervösen Zucken am linken Auge, holte mich im Foyer ab, drückte mir kräftig die Hand und raunte mir auf Deutsch zu: »Diese Geschichte ist sehr speziell. Ich muss mich auf Ihre absolute Diskretion verlassen. Es geht um meine Existenz.«

»Das Arztgeheimnis gilt auch in Deutschland«, erwiderte ich.

»In Frankreich wird das Militärgeheimnis strikter eingehalten als das Arztgeheimnis.«

Ich folgte ihm durch ein Treppenhaus mit bunten Jugendstilfenstern über ausgetretene Steinstufen in den ersten Stock.

Er öffnete eine Tür, und vor mir lag ein Krankensaal, wie ich ihn nur aus Kriegsfilmen kannte. Im Schummerlicht erkannte ich etwa dreißig Betten, die an den beiden Längswänden aufgereiht waren. Der Arzt sagte: »Ich erlaube mir, vorauszugehen.« Die Patienten stöhnten, einige schienen zu delirieren. Unter den typischen Geruch von Medikamenten und Desinfektionsmitteln mischten sich die Ausdünstungen von Schweiß und Leder. Zwei Männer hoben leicht den Kopf, als sie unsere Silhouetten wahrnahmen.

»Wer von ihnen hat Fieber und Kopfschmerzen?«, fragte ich.

»Alle.«

»Petechiale Blutungen?«

»Einige.«

»Sie wissen, dass Meningokokken in weiten Teilen der Bevölkerung vorkommen, eine derartig verheerende Wirkung können sie, noch dazu bei so jungen Männern, nur entfalten, wenn das Immunsystem nahezu ausgeschaltet ist.«

Der Arzt gab keine Erklärungen ab.

»Was hat man mit ihnen gemacht? Schlechtes Essen?«

Ich wanderte an den Betten entlang, in unterschiedlich starker Ausprägung wiesen sie alle dieselben Symptome auf. Bei einigen erkannte man das typische »Kissenbohren«, die Nackensteife, die zu einer Hohlkreuzhaltung führt und den auf dem Rücken liegenden Patienten den Hinterkopf in die Matratze pressen lässt. Ein Zeichen für eine Meningitis.

Ich blieb bei einem jungen Mann mit schwarzen Locken und hellblauen Augen stehen, die einen Punkt an der Decke fixierten. Ehe ich ihn berührte, holte ich mit einem Blick Duponts Erlaubnis ein. »Bitte sehr«, sagte dieser. Ich erkannte die Blutungen an Gesicht und Händen, und als ich dem Patienten die Hand auf die Stirn legte, wand er sich vor Schmerz. Ein nackter Fuß schob sich über die Bettkante.

Ich war Jahrzehnte lang auf Bergtouren unterwegs. Blasen und wund gelaufene Fußsohlen waren für mich ein vertrauter Anblick, aber dieser nackte Fuß war mit nichts zu vergleichen, was ich bis dahin gesehen hatte. Aufgerissene

Blasen, zum Teil mit schmierig gelben Belägen, die Haut an Knöcheln und Fersen abgescheuert. Ich ging an das nächste Bett, hob die Decke – derselbe Anblick. Sie alle schienen barfuß über Scherben gelaufen zu sein.

»Was hat man mit diesen Männern gemacht?«, fragte ich. »Wieso hat man mit der Behandlung so lange gewartet? Einige schweben in Lebensgefahr.«

Dr. Dupont war eine Generation älter als ich, aber er war verunsichert wie ein Schulbub. Er erwiderte kleinlaut: »Sie sind erst vorgestern aus dem Schwarzwald zurückgekommen. Das Schuhwerk ist nicht sehr gut bei uns in die Militär.«

Ich schritt die Reihe der Betten ab und bat Dr. Dupont, ein Telefonat führen zu dürfen. Ich verständigte Schwester Gebharda, dass in unserer Abteilung zehn weitere Betten bereitgestellt werden müssten.

»Ich schlage vor, die zehn schwersten Fälle in unsere Klinik zu verlegen. Wir haben eine Infektionsstation. Einige wirken septisch auf mich. Sie werden sterben, wenn wir nicht schnell handeln.«

Dr. Dupont hatte keine Einwände. Im Gegenteil, er schien froh zu sein, dass er die Verantwortung los wurde. »Aber ich flehe Sie an. Keine Presse. Das wäre mein Ruin.« Die Lesebrille auf der Brust des untersetzten Mannes zuckte aufgeregt, feine Schweißperlen standen auf seiner Oberlippe.

»Wenn ich Sie richtig verstanden habe, sind nicht Sie schuld am Zustand dieser Rekruten, sondern die Ausbilder.«

Er tat mir plötzlich ein wenig leid. Wie konnte man einen Chefarzt derart unter Druck setzen? Ich legte Dr. Dupont nahe, das Nervenwasser aller Patienten zu untersuchen und sie mit Penicillin zu behandeln.

Die Rekruten wurden verlegt. Vier mussten auf der Intensivstation aufgenommen werden. Sie hatten hohes Fieber und Bewusstseinsstörungen, einer hatte Wundbrand im Bein. Sie schrien im Schlaf.

Bereits am nächsten Tag, am Mittwoch, hatten die Medikamente bei zwei Männern zu einer solchen Besserung geführt, dass sie zu Schwester Gebharda auf die Infektionsstation verlegt werden konnten. Ich fragte sie, wie es zu den Verletzungen und dieser allgemeinen Entkräftung hatte kommen können. Sie schwiegen. Ich spürte ihre Angst. Dieselbe Angst wie beim Chefarzt. »Ich bin an das Arztgeheimnis gebunden. Alles, was ihr mir erzählt, wird unter uns bleiben.« Sie schauten einander an und schwiegen weiter.

Auf der Intensivstation hatte sich der Zustand des Patienten mit Wundbrand weiter verschlechtert. Wenn die Meningokokken-Bakterien in die Blutbahn übertreten, können sie mit ihren Giftstoffen den Körper überschwemmen und eine Sepsis auslösen. Dies war bei dem jungen Mann der Fall. Wir zogen einen Chirurgen hinzu, und dieser bestätigte, dass der Brand nur noch durch eine Notoperation zu beheben war.

Ich war aufgewühlt und verzweifelt und kehrte auf die Infektionsstation zurück. Als ich in das Zimmer zweier Rekruten trat, hörte ich, wie sie über einen gewissen Jean-Luc sprachen.

»Was ist mit Jean-Luc?«, fragte ich. »Geht es ihm auch so schlecht?«

Sie verstummten, aber ich sah, dass einer der beiden, ein sommersprossiger Junge aus dem Elsass, mit den Tränen kämpfte. »Er war mein Freund«, sagte er. Ich wartete schweigend, dann fragte ich: »Ist er auch bei uns? Auf der Intensivstation?«

Der Rekrut schüttelte seine blonden Locken. »Er ist tot.«
Dann brach es aus ihm heraus. Er erzählte, wie sie dreißig Kilometer täglich, mit schwerem Marschgepäck, bergauf, bergab, durch Gebirgsbäche und Wälder gejagt worden
seien, in durchnässten Zelten hatten schlafen müssen. Wenn
einer über Hunger geklagt habe, habe der Ausbilder ihn an-
geschrien: »Wenn jetzt Krieg wäre, könntet ihr auch keine
Brotzeit machen!«

Erneut standen dem jungen Elsässer die Tränen in den
Augen, als er sagte: »Jean-Luc starb, einen Tag bevor Sie in unser Hospital kamen. Aber bitte, sagen Sie niemandem, dass
ich Ihnen das erzählt habe. Das darf niemand erfahren.«

»Wie will die Armee das geheim halten?«

»Sie werden es schaffen. Sie werden erzählen, dass er an
einer heimtückischen Krankheit gestorben ist. Und das
stimmt auch.«

»Er ist nicht an den Meningokokken gestorben, sondern
an der Schinderei. Einem gesunden Menschen können diese Bakterien nichts anhaben.«

Edmond und Fabienne Dufrènes waren die 1152 Kilometer
Richtung Osten fast schweigend gefahren. Es war Mitt-
wochabend, als sie in Freiburg ankamen. Sie hatten einmal
übernachtet, dreimal getankt, nur zweimal gegessen. Die
letzten vier Stunden waren sie in der Stadt umhergeirrt, bis
ein Passant ihnen auf Französisch den Weg zur Klinik erklärt hatte.

Sie standen bei mir im Sprechzimmer, der Mann gab
mir seine Hand, die hart wie ein Schraubstock war, die Frau
blickte mich aus ihren großen dunklen Augen an. Sie waren
übernächtigt und verängstigt. Vermutlich waren sie noch nie
aus Frankreich herausgekommen.

Ich hoffte nur, ihr Sohn hatte nicht Jean-Luc geheißen.

»Wird unser Sohn wieder gesund werden?«, fragte die Frau mich, und ich spürte das Bedürfnis, sie in den Arm zu nehmen und zu trösten.

Ich führte die beiden durch die Zimmer der Infektionsstation. Sie fanden ihren Sohn nicht.

»Wir haben noch einen Patienten auf der Intensivabteilung.«

»Was ist mit ihm? Warum Intensivabteilung? Wird er wieder gesund?«, fragte die Mutter. Ich führte die beiden nach oben und wich ihren Fragen aus, doch sie fanden ihren Sohn auch dort nicht.

Blieb nur noch eine Möglichkeit. Der Mann nahm seine Frau in den Arm, während ich die beiden in die Chirurgische Abteilung geleitete. Ich sah, wie sie die Schilder entzifferten, die sie auch als Franzosen verstanden, und wie ihre Mienen mit jedem Schritt lebloser wurden.

Als ich klopfte und die Tür zu dem Zimmer aufschob, stieß die Französin einen Schrei aus. Sie hatte das Gesicht ihres Sohnes erkannt, riss sich von ihrem Mann los und warf sich auf das Bett. »Christophe«, stammelte sie, »Christophe«, und sie küsste ihn auf Stirn und Augen.

»Papa, maman«, stammelte der junge Mann.

»Was haben sie mit dir gemacht?«, fragte der Vater, und sein Blick schweifte über den Leib seines Sohnes, die Silhouette, die sich unter dem Laken abzeichnete. Die Wölbung des rechten Beines endete auf Höhe des Knies. Er zuckte, als er erkannte, welchen chirurgischen Eingriff man vorgenommen hatte, und dies blieb seinem Sohn nicht verborgen. Dieser begann zu weinen: »Es tut mir so leid, papa. Ich weiß, dass du mir zur Entlassung den Kutter schenken wolltest, maman hat es mir verraten. Es tut mir so leid.«

»Was redest du für einen Unsinn?«, sagte der Vater. »Du wirst wieder gesund werden, nur das zählt.«

Ich sagte den Eltern, ich würde im Arztzimmer auf sie warten, und zog mich zurück.

Die anderen zehn Rekruten konnten ohne Folgeschäden entlassen werden. Zu einem öffentlichen Skandal oder gar einer Anklage gegen den französischen Staat kam es nicht.

Die Kugeln

Helmut Gerland litt an den Folgen einer Bypass-Operation, und er litt unter seinem Zimmergenossen. Dieser war Croupier in Wiesbaden, hieß Stephan Knaupp und redete unaufhörlich, von den Berühmtheiten, die er angeblich Tag für Tag an seinem Tisch hatte, von der Kunst, ein Krawattentuch zu binden oder ein Rinderfilet auf den Punkt zu braten. Nicht einmal auf diesem Gebiet – Gerland war Koch in einer Großkantine – ließ Stephan Knaupp, Stephan mit »ph«, Knaupp mit »Doppel-p«, eine Widerrede zu. Die Morgenvisite war soeben vorüber, und Gerland wusste: Jetzt geht das Martyrium weiter. Doch Knaupp erhob sich stumm aus dem Bett und trat an den Wandschrank. Er zog seinen Schlafanzug aus, und Gerland sah seine dünnen, behaarten Waden.

»Was tun Sie?«, fragte er.

»Ich gehe.«

»Aber Sie haben doch gehört, was Dr. H. gesagt hat.«

»Dr. H. ist ein Trottel. Er plappert nach, was der Oberarzt sagt. Ich habe mich lange genug zum Narren halten lassen. Ich habe eine Aufgabe, verstehen Sie?«

Helmut Gerland überlegte, ob er auf den Alarmknopf drücken sollte, der an einem langen, vergilbten Kabel hinter dem Bett baumelte. Knaupp hatte sich inzwischen ein breit geripptes Unterhemd und die Hose angezogen. Er suchte nach seiner Krawatte.

Im Grunde war Gerland froh, dass dieser aufgeblasene Idiot verschwinden wollte. Knaupp war inzwischen angekleidet, strich sich über den schmalen Oberlippenbart und betrachtete sich zufrieden im Spiegel auf der Innenseite der Schranktür.

»Nun denn«, sagte er zu Gerland gewandt, »vielleicht sieht man sich eines Tages wieder. Falls Sie einmal Ihr Glück im großen Spiel versuchen wollen ...« Er reichte Gerland eine Visitenkarte. »Aber Sie sind wohl eher für die Automatenkasinos, nicht wahr?«

»Und Ihre Sachen?«, fragte Gerland. Knaupp hatte weder seinen Nachttisch noch den Schrank ausgeräumt. Er wischte theatralisch durch die Luft, als wollte er einen Vorhang aufziehen: »Die lasse ich holen, bei Gelegenheit.«

Der geht sowieso nur hinunter in die Cafeteria, dachte Gerland, in einer Viertelstunde ist er wieder da und trampelt mir auf den Nerven herum.

Doch er täuschte sich. In Zivilkleidung spazierte Knaupp durch die Gänge der Station, durch die schweren Türen aus Rauchglas, er nahm den Aufzug, fuhr hinunter und durchquerte das Foyer, wo der Pförtner saß, der ihn für einen Besucher hielt. Knaupp erreichte das Rondell vor dem Haupteingang, winkte ein Taxi herbei und stieg ein. »Novalisstraße 12«, sagte er zu dem Fahrer. Fünfunddreißig Minuten dauerte die Fahrt an den Stadtrand. Das Taxi wartete vor dem Gartentürchen. Knaupp betrat sein Haus.

Seitdem man das Kasino überfallen hatte, besaß er einen Waffenschein und eine Beretta M951, mit der er sogar zwei Vereinspokale gewonnen hatte. Er steckte die Waffe in die Innentasche seines Trenchcoats, stieg wieder ins Taxi und wies den Fahrer an, zurück zur Klinik zu fahren.

Ein Krankenhaus ist ein Ort, an dem Menschen auf engstem Raum, oft in Extremsituationen, lange Zeit zusammen eingesperrt sind. Der Umgangston ist manchmal ruppig, weil schwerwiegende Entscheidungen in Sekundenschnelle getroffen werden müssen und Fehler fatale Folgen haben können. Die Aggressionen werden von Ärzten und Pflegern oft ebenso kommentarlos geschluckt wie von den Patienten, die sich natürlich in einem prekären Abhängigkeitsverhältnis zum medizinischen Personal befinden und unter Ohnmachtsgefühlen leiden.

Dr. H. sprach gerade mit Schwester Hedwig im Stationszimmer, als die Tür aufging und Stephan Knaupp in Anzug und Mantel erschien.

»Aber …«, sagte Dr. H., der seinen Patienten in der ungewöhnlichen Aufmachung sah, »Ihre Entlassung ist doch …«

»Jetzt ist Schluss!«, schrie Herr Knaupp.

»Ich verstehe nicht recht.«

Schwester Hedwig war zweiundfünfzig Jahre alt, zwanzig Jahre älter als Dr. H. Sie hatte einen Blick für Entgleisungen, und ihr waren weniger die Kleider als vielmehr der entrückte Gesichtsausdruck des Patienten aufgefallen. Er war blass, seine Lippen zitterten in höchster Erregung. Sie löste sich von Dr. H. mit dem sie Fieberkurven betrachtet hatte, und trat auf den Patienten zu, um ihn zu beschwichtigen. Sie kannten ihn nun seit anderthalb Jahren. Immer wieder hatte er über Herzbeschwerden geklagt. Dr. H. hatte alle erdenklichen Untersuchungen angestellt, Langzeit-EKGs, Ultraschall usw., er hatte Herrn Knaupp an kardiologische und psychosomatische Fachkliniken überwiesen. Echte Fortschritte waren ausgeblieben, ebenso wie eine eindeutige Diagnose.

Stephan Knaupp richtete die Pistole auf den Kopf von Dr. H. »Sie haben sich lange genug einen Spaß mit mir erlaubt«, schrie er. Schwester Hedwig sah den Finger, der sich um den Abzug krümmte. Als der erste Schuss krachte, hatte sie Knaupps Arm erreicht und sich mit ihrem ganzen Körpergewicht an ihn wie an eine Reckstange gehängt. Knaupp entwand sich ihr mit erstaunlicher Geschmeidigkeit, und als die Schwester zurücktaumelte, schlug er ihr den Knauf auf den Kopf. Sie brach zusammen.

Der Schuss hatte den Kopf des Arztes gestreift und ihn in einen Schockzustand versetzt. Seine Beine knickten ein, und er suchte Deckung hinter einem Aktenschrank, doch Stephan Knaupp legte wieder an, zielte auf die Brust und betätigte erneut den Abzug, dann noch einmal. Dr. H. stürzte zu Boden, Blut rann aus mehreren Wunden.

Knaupp riss die Tür auf, überblickte schnell den Flur, auf dem Schreie zu hören waren, dann rannte er los. Der Oberarzt kam aus einem Patientenzimmer, sah den Flüchtenden und rief: »Was ist passiert? Wo wollen Sie hin?« Knaupp schoss, der Arzt riss instinktiv die Hände zum Schutz hoch, die Kugel flog in den Ärmel des Kittels und trat hinten wieder aus, ohne ihn verletzt zu haben. Der Patient steckte die Beretta ein und rannte weiter. Er kam zur Ambulanzstation, aus der, von dem Aufruhr alarmiert, ein junger, kräftiger Arzt trat. Knaupp griff nach der Waffe in seiner Tasche, doch der Arzt war schneller. Er war früher Boxer gewesen, täuschte eine Seitwärtsbewegung mit dem Oberkörper an und schlug Knaupp, als dieser bremste, die Faust auf die Kinnspitze. Der Patient verlor sofort das Bewusstsein, mit einem Klatschen schlug er auf das Linoleum, die Waffe schlitterte gegen die Scheuerleiste, und die Patronen kullerten in alle Richtungen.

Der Arzt hob sie auf, kniete sich auf Knaupps Rücken und schrie, man solle die Polizei holen.

An diesem Vormittag war ich auf der Intensivstation, als man mich darüber verständigte, dass es einen Notfall gebe. Ich rannte durchs Treppenhaus, einen Stock abwärts zur Inneren Abteilung, zu Station 4. Schon an der Tür merkte ich, dass etwas Ungeheuerliches passiert war. Schwestern und Ärzte schrien, Patienten mussten beruhigt werden, eine alte Frau erbrach sich in eine Schüssel, die Schwester Ruth ihr hinhielt. Ein Pfleger winkte mich in das Assistentenzimmer. Mein Kollege Dr. Brentner kauerte in der Hocke hinter einem Aktenschrank. »Gut, dass Sie da sind, er muss sofort in die Chirurgie.« Erst jetzt sah ich das Blut auf dem Fußboden, den schwer verletzten Kollegen Dr. H. Er war so alt wie ich, mochte klassische Musik und Sport ebenso wie ich, und er lebte für seinen Beruf. Ich war zu diesem Zeitpunkt sicher, dass der Schütze ihn verwechselt haben musste. Wir hoben ihn gemeinsam auf eine Trage, und dann schoben wir ihn im Laufschritt zur Rettungsstelle. Mit einem Ambulanzwagen rasten wir in die Chirurgie. Ich betrachtete mit Kollege Brentner die Verletzungen. Der Streifschuss am Kopf schien wenig bedrohlich, aber die beiden anderen Kugeln waren in den Rumpf eingedrungen und hatten vermutlich mehrere Organe verletzt. Wir gaben die Informationen über Funk durch und baten, eine Notoperation vorzubereiten.

Der Chirurg war ein erfahrener Spezialist, der im Krieg zahllose Schussverletzungen behandelt hatte. Er wusste, dass die Lage der Einschusslöcher wenig aussagekräftig ist. Projektile nehmen häufig einen vermeintlich wirren Weg durch den Körper. Sie wandern an Sehnen und Knochen entlang und treten oft an einer abgelegenen Stelle wieder aus dem Körper aus. Der Bauchschuss hatte Leber, Milz und einen Teil des Darms durchdrungen. Im Krieg wäre diese Verletzung ein Todesurteil gewesen. Der Chirurg schaffte es allerdings in einer mehrstündigen Operation, die Leber zu retten, die Milz zu entfernen und den Darm so zu vernähen, dass die Blutung beherrscht werden konnte.

Problematischer war der Schuss, der in den linken Oberarm eingetreten, über die Rippe gewandert und ins Herz vorgedrungen war. Die Kugel steckte im Herzbeutel fest, wo sie offensichtlich die Pumparbeit nicht beeinträchtigte. Ich assistierte bei der Operation und sah, wie sich, trotz des hohen Blutverlustes, die Vitalfunktionen meines Kollegen stabilisierten. Ich saß neben seinem Bett, bis er aus der Narkose erwachte.

»Schwester Hedwig?«, war seine erste Frage.

»Nur eine Beule.«

»Ich habe noch mehr Schüsse gehört.«

»Knaupp konnte überwältigt und verhaftet werden. Es gab keine weiteren Verletzten.«

Dr. H. war blass, und seine fast femininen Gesichtszüge wirkten kantig.

»Welche Organe habt ihr herausgeholt?«

»Nur die Milz. Alles andere kommt wieder in Ordnung.«

»Und die Kugeln?«

»Eine steckt noch.«

»Wo?«

Der Herzbeutel ist ein Gewebesack, der den Herzmuskel schützend umschließt. Ich dachte an den Muskel, der sich darin jede Sekunde mindestens einmal zusammenzog. Das Projektil steckte im Herzbeutel, war eingebettet in Gewebe und beeinträchtigte die Pumpbewegung nicht. Noch nicht. Was aber passierte, wenn der Fremdkörper weiterwanderte, eine Arterie verletzte? Der Herzbeutel ist eine Schutzhülle, aber wie jeder Schutzwall kann er auch das Leben in seinem Inneren einschnüren. Dies geschieht bei der Herzbeuteltamponade, wenn das Gewebe zum Beispiel durch eine Blutung anschwillt.

Doch ich war kein Chirurg, ich vertraute dem Kollegen, der eine Entfernung der Kugel im aktuellen Zustand des Patienten für unverantwortlich hielt.

Dr. H. erholte sich allmählich. Ich sah täglich nach ihm, kontrollierte seine Werte und redete mit seinen Eltern. Sie hatten ihren großen Hof in Nordfriesland verwaist gelassen und waren sofort angereist. Dr. H. war der älteste von drei Söhnen, und sie hatten seinen Weg durch die Universität, das Staatsexamen und die Promotion ebenso großzügig wie stolz mitverfolgt.

»Wird er wieder gesund?«, fragte seine Mutter und unterdrückte die Tränen, die sich in den Augenwinkeln sammelten. »Sie müssen alles für ihn tun.«

»Natürlich tun sie alles für ihn«, warf ihr Mann ein und lächelte mich fast entschuldigend an. »Ist es sinnvoll, dass wir in der Stadt bleiben?«, schob er nach.

»Sie können Ihrem Sohn auf jeden Fall Kraft geben.«

Das Ehepaar H. stieg in einem bescheidenen Hotel in der Nähe der Klinik ab und kam zu allen Besuchszeiten. Nach fünf Tagen konnte ihr Sohn zum ersten Mal eine Suppe essen, die seine Mutter ihm einflößte. Nach sieben Tagen machte Dr. H. wieder Scherze und fragte, ob Stephan Knaupp wenigstens die verhasste alte Kaffeemaschine zerschossen habe. Der Arzt hatte einen großen Freundeskreis, und in seinem Zimmer herrschte reger Betrieb.

Am zehnten Tag fiel der Blutdruck von Dr. H. plötzlich dramatisch, sein Herzschlag verlangsamte sich. Es war zu der befürchteten Einblutung im Herzbeutel gekommen. Durch

Punktierung konnten wir für eine Entlastung sorgen und den Druck so weit vom Herzmuskel nehmen, dass er weiterarbeitete. »Werde ich es schaffen?«, fragte mich Dr. H.

»Natürlich. Wir haben doch schon Karten für Beethovens Sechste.«

Er verzog seinen Mund zu einem Lächeln, in dem Erleichterung, Dankbarkeit und auch Skepsis zu liegen schienen. »Ausgerechnet Knaupp«, sagte er. »Was hatte er mir vorzuwerfen?«

»Nichts. Ein psychotischer Schub, nehme ich an.«

»Wieso habe ich das nicht erkannt?«

Wie bei einem Amokschützen hatten sich bei Stephan Knaupp offensichtlich über einen längeren Zeitraum Aggressionen aufgestaut, bis es zu einer Eruption kam. Das Gefährliche in der Psychiatrie ist, dass man diese Eruptionen nicht voraussehen kann, vor allem bei verschlossenen Patienten, die einen nicht hinter ihre fassadenhafte Selbstbeherrschung schauen lassen.

Die Schwestern verständigten den Chirurgen, während der Patient mit Intensivmaßnahmen versorgt wurde. Der Herzmuskel musste so schnell wie möglich geöffnet werden, um die Blutung zu stillen. Andernfalls würde das Herz an seinem eigenen Blut »ersticken«.

Ehe der Chirurg an das Herz herangekommen war, hörte es auf zu schlagen. Alle Versuche der Reanimation blieben erfolglos.

Die gesamte Klinik stand unter Schock. Wie hatte es nur so weit kommen können? Gerland machte sich Vorwürfe, weil er die Schwestern nicht über das sonderbare Verhalten Knaupps informiert hatte, der Chirurg, weil er das Risiko einer Herzoperation gescheut hatte, ich machte mir Vorwürfe, weil ich die psychische Labilität von Knaupp nicht erkannt und wir ein schlechtes Krisenmanagement betrieben hatten. Die Kugel im Herzbeutel bedeutete akute Lebensgefahr. Wir hätten operieren müssen. Aber ich war kein Chirurg, hatte es nie sein wollen. Weil ich mir die besondere Feinmotorik nie zugetraut hatte, und vielleicht auch, weil ich eine Scheu vor einem möglichen irreparablen Fehler hatte, den jeder Schnitt mit dem Skalpell bedeuten konnte.

Knaupp wurde wegen vorsätzlicher Tötung verurteilt. Da man ihm jedoch eine psychotische Persönlichkeit diagnostizierte, wurde er in die geschlossene Psychiatrie eingewiesen. Nach drei Jahren wurde er entlassen.

Er hatte seinen Arbeitsplatz verloren, sein Haus verkauft und lebte, in einer kleinen Wohnung in der Innenstadt, von einer Invalidenrente. Seinen Oberlippenbart trug er immer noch, und zum Einkaufen fuhr er mit dem Taxi.

An einem Dienstagmorgen, er hatte gerade Zeitung gelesen und einen starken Kaffee getrunken, spürte er einen Stich in der Brust, in seinem Arm ein Kribbeln wie unter Stromstößen. Mein Herz, dachte er und rief in der Taxizentrale an.

Stephan Knaupp ließ sich in die Klinik fahren.

Der Pförtner erschrak, als er ihn eintreten sah. Er dachte an die Fotos, die er vor drei Jahren in den Nachrichten und den Gazetten gesehen hatte. Dieser Mann hatte einen Arzt erschossen.

»Mein Herz, ich muss in die Notaufnahme«, sagte Stephan Knaupp.

Der Pförtner sah den Schweiß in seinem Oberlippenbart, das Flackern in den Augen.

»Moment«, sagte er, »ich verständige den Diensthabenden.«

Der Arzt kam in das Foyer gerannt und trat Stephan Knaupp gegenüber. »Gehen Sie!«, sagte er.

»Ich brauche Hilfe«, stammelte Knaupp und stützte sich am Tresen des Empfangs ab.

»Wer sagt mir, dass Sie nicht wieder eine Waffe bei sich tragen?«

»Tasten Sie mich ab. Ich habe einen Infarkt.«

Der Arzt schüttelte den Kopf.

»Ich muss meine Mitarbeiter ebenso schützen wie meine Patienten. Sie sind nicht Patient bei uns.«

Stephan Knaupp gab sich einen Ruck und verließ das Foyer. Er stieg wieder in das Taxi, das in der Haltebucht am Rondell stand.

»Zur nächsten Klinik …«

Der Chauffeur startete den Motor.

»Machen Sie schnell.«

Das Taxi raste durch die Innenstadt, der Fahrer sah, wie sein Gast sich auf der Rückbank zusammenkrümmte und hechelte. Dann konzentrierte er sich wieder auf den Verkehr.

Er fuhr vor die Notaufnahme des Krankenhauses und rief die Rettungssanitäter heraus. Diese konnten nur noch den Tod Stephan Knaupps feststellen.

Das Tagebuch

Ich stand in meinem Arztzimmer und blickte sehnsüchtig auf den Kaiserstuhl, dessen bewaldete Höhenzüge im frühsommerlichen Dunst schimmerten. Ein langes, intensives Jahr in der Freiburger Klinik lag hinter mir. Aus den Fluren der Station drang der Lärm der Türen, Satzfetzen der Schwestern, das Quietschen der Krankenbetten. Ich war urlaubsreif. Urlaub bedeutet für mich seit jeher Bewegung an der frischen Luft. Früher mit dem Rad, dann mit Skiern oder Wanderstiefeln, später mit dem Kletterseil. Nur noch diese Tagschicht musste ich zu Ende bringen und den Stapel Post beseitigen, der sich wie ein bösartiges Geschwür auf meinem Schreibtisch ausgebreitet hatte. Ich warf Werbung von einem Pharmakonzern in den Mülleimer, blätterte Amtsschreiben durch und fand zwei Briefe, die ich noch beantworten musste. Mit einem Seufzer nahm ich den Kugelschreiber zur Hand, als das Telefon klingelte.

Es war Frau Dr. Ritter aus Köln, eine Freundin und ein Vorbild für mich, eine dynamische, pflichtbewusste, kollegiale Ärztin, der man nicht so leicht den Schneid abkaufen konnte, aber ihre Stimme war kaum wiederzuerkennen. Sie bebte, Frau Dr. Ritter schien mit den Tränen zu kämpfen. »Ich bin am Ende meiner Kräfte, habe seit einem Jahr keinen Tag Urlaub mehr gemacht«, sagte sie. »Alle anderen haben mich hängen lassen.«

Ich war erstaunt und empört zugleich. Frau Ritter setzte sich aufopferungsvoll für Patienten und Kollegen ein. Auch mich hatte sie als Oberärztin, als ich an ihrer Kölner Universitätsklinik zum Facharzt ausgebildet wurde, immer unterstützt, selbst in ihrer Freizeit. Und niemand hatte so viel Anstand, ein wenig von ihrem Engagement zurückzuzahlen?

»Sie meinen, ich soll Sie vertreten?«

»Ja, für vier Wochen. Sie sind meine letzte Rettung.«

»Ich habe noch nie eine ganze Abteilung geleitet.«

»Sie schaffen das.«

Ich sagte sofort zu. Ich konnte Frau Dr. Ritter nicht enttäuschen, und auf keinen Fall konnte ich mir diese Gelegenheit entgehen lassen.

Das Drei-Königen-Hospital in Köln-Mülheim war zwar in die Jahre gekommen, es fehlte an modernem Gerät und der Fensterkitt war stellenweise durch Heftpflaster ersetzt, aber die Bewohner der umliegenden Viertel sahen es als ihr Krankenhaus an, fühlten sich geborgen, selbst an Feiertagen, weil es dann von den Schwestern selbst gebackenen Kuchen und einen Schwatz außer der Reihe gab.

Als ich ankam, herrschte ein Betrieb wie in einer Bahnhofshalle. Deutsche und ausländische Familien saßen mit Koffern und Taschen im Foyer, türkische Frauen mit Kopftuch, gebrechliche Männer mit brennender Zigarette, Kinder rannten schreiend umher.

»Na, haben Sie den ersten Schock überwunden?«, empfing mich Frau Dr. Ritter. »Wir machen gleich die Übergabe, und dann passen Sie mir gut auf unser Lädsche auf!« Sie hatte in der Klinik die neurologische Abteilung aufgebaut, die sie liebevoll »unser Lädsche« nannte.

Die Arbeit war noch aufreibender als mein Alltag in Freiburg. Doch die Ärzte und Schwestern auf der Station brachten mir Vertrauen entgegen, und ich wuchs langsam in meine Rolle als Chef hinein, die mir nicht missfiel. Nach einer Woche passierte jedoch etwas Dramatisches.

Es war Dienstagvormittag, als die Rettungssanitäter ein bewusstloses Mädchen auf die Station brachten. Es wurde künstlich beatmet, war leichenblass, und auch die Mutter, die ihrem Kind auf der Trage nicht von der Seite wich, stand unter Schock. Der Notarzt berichtete, dass die Mutter das Mädchen am Morgen nicht wach bekommen hatte. Auf dem Nachttisch fand sie ein Wasserglas mit einem Bodensatz aus Medikamenten, daneben leere Tablettenröhrchen. Eine Mischung aus Schmerz-, Schlaf- und Beruhigungsmitteln. Das Mädchen wurde sofort auf die Intensivstation aufgenommen, auch die Mutter, die am ganzen Körper zitterte, musste behandelt werden. »Nein! Nein! Elisabeth darf nicht sterben, mein einziges Kind!«, brach es immer wieder aus ihr hervor. Sie machte einen gutbürgerlichen, etwas konservativen Eindruck. Resi, die alte, erfahrene Stationsschwester, beruhigte die Mutter mit Baldrian, heißem Tee und tröstenden Worten. Kaum ging es dieser ein wenig besser, wollte sie zu ihrer Tochter.

Es war für mich nicht einfach, sie daran zu hindern. »Wir führen gerade eine Magenspülung durch und müssen sie weiterhin künstlich beatmen«, sagte ich. »Sie müssen ebenfalls beobachtet werden. Wir behalten Sie noch einen Tag hier, dann sind Sie immer in der Nähe Ihrer Tochter.«

Gegen Mittag traf auch der Vater ein. Ein mittelgroßer Herr in Anzug und Popeline-Mantel. Kaum hatte er den ersten Schock überwunden und war von Schwester Resi etwas aufgerichtet worden, kritisierte er unser Vorgehen. Er zweifelte die Wirksamkeit meiner Behandlungsmethoden an, seine Angst und Hilflosigkeit entluden sich in einem Wutanfall.

Als das Mädchen am nächsten Tag erwachte, stammelte es immer wieder mit schwerer Zunge: »Warum habt ihr mich nicht sterben lassen? Ich will nicht mehr leben.« Dann verfiel sie wieder in einen Dämmerzustand, aus dem wir sie jedes Mal zur Aufnahme von fester und flüssiger Nahrung wecken mussten. Ich war sehr besorgt. Die Familie machte einen stabilen Eindruck. Die Eltern schienen sehr an der Tochter zu hängen. Wieso hatte diese um jeden Preis sterben wollen, hatte wahllos jedes Medikament hinuntergespült, das sie in die Finger kriegen konnte? Noch war ihr Zustand zu schlecht, um ein ernsthaftes Gespräch mit ihr zu führen.

Wir konnten kein Motiv für den Suizidversuch erkennen. Auch die Eltern, die sich am Bett der Tochter abwechselten, schienen den Grund nicht zu kennen.

Nach drei Tagen kamen sie zu mir ins Zimmer und baten um eine Unterredung. Ich nahm mir gerne Zeit, denn der distanziert-melancholische Blick Elisabeths ging mir nicht aus dem Kopf. Wir kämpften Tag für Tag darum, das Leben der Menschen zu verlängern, und ein so junges, gesundes Mädchen hatte keinen anderen Wunsch, als dieses Leben loszuwerden. »Wir kommen einfach nicht an sie heran«, sagte ich. »Nicht einmal in Andeutungen lässt sie etwas über ihre persönliche Situation verlauten. Sie verfügt über eine besondere Intelligenz, das lässt sich selbst an ihren Tarnmanövern ablesen.«

»Ich frage mich, was Sie eigentlich mit ihr anstellen«, platzte der Mann heraus. »Sie wird von Tag zu Tag gereizter und aggressiver. So war sie nie.« Seine Frau warf mir einen entschuldigenden Blick zu, und ich fragte mich, wie stabil diese Familie wirklich war. Und woher hatte Elisabeth all die Schmerz- und Beruhigungsmittel?

Ihr Gemütszustand war allerdings wirklich besorgniserregend. Der Patientin wurde auf der Abteilung die größte Zuwendung zuteil. Schwester Resi saß, wann immer ihr Dienst es zuließ, an Elisabeths Bett und suchte das Gespräch. Sie versuchte, sie mit Geschichten und Scherzen aufzuheitern, doch auch sie erfuhr kein Wort über das Motiv ihrer Tat. Elisabeth war weiterhin matt und kraftlos und wollte nichts essen.

Als Schwester Resi ihr eines Abends Gute Nacht wünschen wollte, erschrak sie. Elisabeth wand sich vor Schmerzen im Bett.

»Was hast du?«, fragte sie.

»Mein Herz rast, ich habe Durchfall und furchtbare Bauchkrämpfe. Ich vertrage wohl das Essen hier im Krankenhaus nicht. Und gucken Sie sich mal mein Gesicht an! Ich hatte nie Pickel, und jetzt das!«

Schwester Resi benachrichtigte mich sofort.

Als ich das Zimmer betrat, saß Elisabeth aufrecht im Bett und presste die Hände auf den Bauch. Ihr Gesicht war schweißbedeckt und von einer deutlichen Akne gezeichnet. Die Sache wurde immer mysteriöser. »Es tut mir leid, Elisabeth«, sagte ich, »aber ich muss mir den Bauch einmal genauer ansehen.«

Behutsam tastete ich den geblähten Leib ab und fragte nach Schmerzpunkten, als sie plötzlich aufschrie: »Was soll das alles? Könnt ihr mich nicht einfach in Ruhe lassen?«

Ich blieb ruhig: »Elisabeth, so kommen wir nicht weiter.« Ich schaute ihr in die Augen, die sie sofort niederschlug. »Wir wollen dir helfen, aber dazu müssen wir die Ursache deiner Schmerzen finden. Sie könnten auf eine Blinddarmentzündung oder einen Darmverschluss hindeuten. In so einem Fall müssen wir sofort handeln!«

Der Blick des Mädchens irrte zwischen Resi und mir hin und her, sie begann zu weinen, und dann brachen sich die Worte Bahn: »Ich kann nicht mehr«, schluchzte sie. »Ich habe es zu Hause nicht ausgehalten, und hier halte ich es auch nicht länger aus. Ich will nicht mehr!«

»Aber warum?!«, hätte ich am liebsten geschrien. Ein Arzt muss es akzeptieren, wenn die Krankheit stärker ist als er. Aber schwer zu ertragen ist es, wenn er die Krankheit gar nicht erkennt, noch dazu, weil der Patient ihn daran hindert. Ich wusste jedoch, dass in diesem Fall vor allem Geduld und Einfühlungsvermögen gefragt waren. Allerdings lief uns die Zeit davon. Der Zustand der Patientin verschlechterte sich zusehends.

Ich verließ das Krankenzimmer, um mich mit dem diensthabenden Chirurgen zu beraten. Ich brauchte einen neuen Ansatz, einen anderen Zugang zu dem Mädchen. Doch kaum hatte ich angefangen, die Symptomatik zu schildern, da riss mich Schwester Resi wieder aus dem Gespräch: »Kommen Sie schnell!«

Ich lief in Elisabeths Zimmer. Das Mädchen lag im Bett, das Gesicht der Wand zugewandt. »Was ist passiert?«, fragte ich. »Elisabeth hat mir eben gestanden, dass sie seit Tagen ein schmerzhaftes Kribbeln in Händen und Füßen hat. Und nun sehen Sie sich das an!« Sie legte Elisabeth eine Hand auf die Schulter und flüsterte: »Bitte steh noch einmal auf und geh zum Waschbecken.«

»Wozu?«

»Bitte, Elisabeth, tu es mir zuliebe«, insistierte ich.

Sie schob ihre dünnen Beine aus dem Bett, erhob sich und ging ein paar Schritte quer durch den Raum. Sie hatte einen tapsigen, unsicheren Gang, was vom langen Liegen herrühren konnte. Doch verdächtig war, dass sie die Füße auf den Kanten aufsetzte.

»Bitte, Elisabeth, setz dich einmal hin«, sagte ich.

Ich nahm ihre Füße in die Hand, sie waren kalt, und als ich ihre Zehen berührte, schrie sie vor Schmerzen auf. Schwester Resi und ich beruhigten sie und verabreichten ihr ein krampflösendes Mittel, Baldriantropfen und einen Vitamincocktail.

Danach ließen wir den Bauchraum röntgen – ohne Befund. Mir kam sogar der Verdacht, dass Elisabeth erneut versucht hatte, sich zu vergiften, doch nirgendwo in ihrem Nachtschrank waren Medikamente zu finden. Auch die Zimmergenossinnen hatten nichts beobachtet. Nach zwei Tagen waren Durchfall, Magenschmerzen und auch die Pickel verschwunden.

Die Sache wurde immer rätselhafter.

Der Chirurg und ich waren uns einig, dass Elisabeths Probleme nicht nur körperlicher Natur sein konnten. Deshalb kontaktierten wir eine erfahrene niedergelassene Jugend- und Kinderpsychiaterin. Sie war sofort bereit, Elisabeth in unserer Klinik zu untersuchen. Einige Tage später hatte sie Elisabeths Vertrauen gewonnen und sich ein recht genaues Bild gemacht. »Die sechzehnjährige Patientin ist Einzelkind und lebt in geordneten Verhältnissen. Sie besucht die zehnte Klasse des Mädchengymnasiums hier in Mülheim. Ihre Eltern sind tiefgläubig und sehr streng. Sie muss pünktlich um 19 Uhr zu Hause sein. Zu Festen, Kinobesuchen oder anderen Veranstaltungen wird sie von einem Elternteil gebracht und abgeholt. Ihr Vater ist Oberstudiendirektor an demselben Gymnasium, das die Tochter besucht. Elisabeth hat in der Wohnung das größte und schönste Zimmer mit

Fernseher und Musikanlage, aber sie leidet unter der Tatsache, dass sie von ihrem Vater fast ständig kontrolliert wird«, sagte die Psychiaterin und sah uns an. Sie räusperte sich, strich sich eine Locke aus der Stirn, und ihr Tonfall wurde kehliger.

»Elisabeth ist jetzt in einem Alter, wo sie die Vorgaben nicht mehr kritiklos akzeptiert. Sie scheint sich gegen die Bevormundung gewehrt zu haben, doch da ihre schulischen Leistungen nachließen, wurde die Erziehung in letzter Zeit noch strenger. Sie durfte praktisch nicht mehr aus dem Haus, musste den ganzen Nachmittag lang lernen und alle drei Tage in die Kirche gehen. Der Pastor hatte ihr versprochen, mit dem Vater zu reden, hat dies aber bisher nicht getan. Elisabeth scheint in eine depressive Verstimmung geraten zu sein, vielleicht sogar in eine echte Depression.«

Wir waren sprachlos, doch die Kollegin versuchte, uns zu beruhigen: »Elisabeth hat gute Chancen, ihre Lebensfreude wiederzugewinnen. Allerdings wird sie das nicht alleine schaffen. Sie braucht eine Therapie, am besten eine Familientherapie.«

Davon wollte aber niemand etwas wissen, weder Elisabeth noch die Eltern.

Die »Beichte« bei der Psychiaterin schien Elisabeth trotzdem gutgetan zu haben. Sie wurde zugänglicher. Ich brachte ihr ein paar meiner Lieblingsbücher ans Bett, und sie tauschte sich mit mir über die Lektüre aus. Vor allem eine Geschichte Hemingways beschäftigte sie. »Ein Tag Warten« erzählt von einem Jungen, der auf einem Fieberthermometer den Unterschied zwischen Fahrenheit und Celsius nicht erkennt und meint, er sei sterbenskrank. Er quält sich einen ganzen Tag lang und wartet auf den Tod. Erst als sein Vater seinen

Zustand bemerkt und mit ihm spricht, wird ihm klar, dass ein simpler Denkfehler an seiner Verzweiflung schuld war.

Elisabeth empfing mich eines Tages mit ernster Miene und sagte: »Gut. Ich mache die Therapie.« Die Psychiaterin kam nun regelmäßig.

Elisabeth lag mit zwei gestandenen kölschen Frauen im Zimmer, die sie mit ihrem Mutterwitz aufmunterten. Außerdem kamen jeden Nachmittag Mitschülerinnen und Lehrer vorbei. Uns fiel auf, dass sich ein schüchterner, hoch aufgeschossener Junge manchmal ins Zimmer wagte, nachdem Elisabeths Eltern gegangen waren. Er schien das Krankenhaus zu beobachten und immer den richtigen Augenblick abzupassen. Als ich Schwester Resi auf den Jungen ansprach, lächelte sie nur.

Jeden Morgen schaute ich bei der Visite in Elisabeths Zimmer. Auf ihrem Nachtschrank stapelten sich Bücher, Fotos und Geschenke. »Lässt es sich inzwischen bei uns aushalten?«, fragte ich. Sie lächelte, doch dann trübte sich ihre Miene ein, und ich spürte, dass sie an zu Hause dachte. Dass sie irgendwann zurück in ihr Elternhaus musste.

»Möchtest du, dass ich mit deinem Vater rede?«, fragte ich.

»Auf keinen Fall.«

»Solange deine Nervenstörung nicht behoben ist, bleibst du bei uns«, sagte ich und lächelte sie wieder aufmunternd an, obwohl mir diese Nervenstörung große Sorge bereitete. Sie war mit dem Medikamentencocktail, den Elisabeth geschluckt hatte, kaum zu erklären.

Eines Morgens beobachtete ich Elisabeth dabei, wie sie vor dem Spiegel stand und sich versonnen die Haare bürstete.

Ich dachte an den Jungen, der sich fast täglich bei ihr einfand und dem inzwischen Resi ein Zeichen gab, wenn »die Luft rein« war. Als Elisabeth mich hörte, drehte sie sich schnell um und ließ die Bürste hinter ihrem Rücken verschwinden. Sie weinte.

»Warum weinst du?«, fragte ich.

»Ich will nicht eitel sein.«

»Nur weil man sich die Haare bürstet, ist man nicht eitel. Du brauchst dich dafür nicht zu schämen, dass du auf dein Aussehen achtest«, sagte ich.

»Dafür schäme ich mich nicht.«

»Sondern?«

Sie antwortete nicht, kehrte zu ihrem Bett zurück, legte sich hin und schlug mit einer Hand das Laken über ihre Beine. Offensichtlich versteckte sie die Haarbürste. Warum?

»Gib mir doch bitte die Bürste einmal«, sagte ich und streckte den Arm aus. Langsam schob sie die Hand unter dem Laken hervor, und ich sah, dass zwischen den Borsten büschelweise Haare hingen. »Was hat das zu bedeuten?«, fragte ich sie. Sie wich meinem Blick aus, doch nach einer Weile antwortete sie: »Die Haare fallen mir aus, ich weiß nicht, warum.«

»Seit wann?«

»Seit ein paar Tagen. Sind das noch Nachwirkungen der Tabletten, die ich geschluckt habe?«

»Hast du deswegen geweint?«

Sie schüttelte den Kopf. »Ich habe geweint, weil ich enttäuscht bin über mich.«

»Enttäuscht?«

»Weil es mir so viel ausmacht, dass ich die Haare verliere.«

Elisabeths komplizierte Gedankengänge machten mich ebenso ratlos wie diese unerklärliche Folge körperlicher Symptome.

Der Haarausfall wurde so stark, dass Elisabeth sich traurig und hilflos im Spiegel betrachtete und sich vor den Mitschülerinnen – noch mehr aber wahrscheinlich vor dem Jungen – schämte. »Warum trägst du nicht ein Kopftuch?«, fragte ich sie. »Es gibt schöne farbige Stoffe aus Nepal und Indien. Wenn du möchtest, bringe ich dir ein Tuch mit. Das wird sicher auch deinem Freund gefallen.«

Sie fuhr erschrocken herum. »Woher …?«

Ich lächelte und sagte: »Das war nicht so schwer zu erraten.«

Sie wurde feuerrot und war sichtlich verstört. »Sie sollten nicht schlecht von mir denken.«

»Das tue ich nicht.«

Sie saß da und dachte angestrengt über etwas nach. Dann sagte sie: »Kann mir meine Mutter die Schulbücher mitbringen? Ich möchte das Versäumte nacharbeiten.«

»Meinst du denn, du kannst schreiben?«, fragte ich.

»Ich werd's versuchen.«

Jede Herausforderung, die ein Genesender annimmt, kann den Heilungsprozess unterstützen. »Eine gute Idee«, sagte ich. »Ruf deine Mutter gleich an, dann kann sie dir die Bücher heute schon mitbringen.«

Als ich am Nachmittag im Ärztezimmer saß und Krankenblätter durchsah, klopfte es heftig an meiner Tür. Elisabeths Eltern stürzten völlig aufgelöst herein. Die Mutter streckte mir ein Schulheft mit hellblauem Einband hin. Elisabeths Name stand darauf. »Hier, lesen Sie!«, schluchzte die Mutter. »Ihr Tagebuch.« Sie hatte es in der Schultasche gefunden, zwischen Latein- und Mathematikbuch. Sie blätterte vor meinen Augen hektisch die Seiten durch, bis sie zum Schluss kam. Dort stand in einer Mädchenhandschrift, die wild über die Linien schoss:

»Ich halte es nicht mehr aus!!!

Ich kann nicht mehr!!!

Ich will nicht mehr!!!

Ich mache Schluss!!!

Mit den blauen Körnern gehe ich sicher …

Verzeih mir, Florian!!!

Ich liebe dich!!!

Elli«

»Er ist schuld«, sagte der Vater.

»Sie hat es wegen eines Jungen getan«, ergänzte die Mutter. »Wir hatten keine Ahnung. Florian …«

Blaue Körner … War dies das letzte Kapitel ihrer Beichte gewesen? Ich wusste inzwischen, wie klug das Mädchen war. Hatte es mich mit Bedacht auf die richtige Fährte gesetzt? Hatte sie um die Schulsachen gebeten, damit wir das Tagebuch finden würden?

»Setzen Sie sich bitte«, forderte ich die Eltern auf. »Trinken Sie erst einmal einen Tee. In wenigen Minuten bin ich wieder bei Ihnen.«

Ich betrat Elisabeths Krankenzimmer und bat sie um ein paar Haare.

»Was wollen Sie damit?«, fragte sie erstaunt. Aber vielleicht spielte sie mir auch das nur vor.

»Ich muss sie mir genauer ansehen«, antwortete ich.

Sie sammelte ein paar Haare vom Kopfkissen und reichte sie mir.

Unter dem Mikroskop war die Schwarzfärbung der Haarwurzeln gut zu erkennen. Damit war das Rätsel gelöst: Elisabeth hatte Zelio-Körner, ein thalliumhaltiges Rattengift, eingenommen. Dies hatte sie aus Angst und Scham verschwiegen, ohne zu wissen, dass eine Thalliumvergiftung Nervenlähmungen und Haarausfall nach sich zieht. Den Tablettencocktail hatte sie vermutlich nur geschluckt, um die schmerzhafte Wirkung des Nervengifts zu überdecken.

Als meine vier Wochen in Köln vorüber waren und ich Frau Dr. Ritter »unser Lädsche« wieder übergab, lag Elisabeth immer noch auf der Station. Die Lähmungen besserten sich allmählich, und ich war sicher, dass keine Folgeschäden bleiben würden. Am Abend vor meiner Abreise schaute ich noch einmal nach ihr, um mich zu verabschieden.

»Alles Gute«, sagte ich, »und denk immer daran, dass man manchmal nur eine andere Perspektive auf die Probleme braucht, um sie zu lösen.«

»Danke, Herr Doktor. Die andere Perspektive habe ich bekommen. Aber ob die Probleme damit schon gelöst sind?«

Ich blieb mit der Kinder- und Jugendpsychiaterin in Kontakt und erfuhr, dass Elisabeth gemeinsam mit ihren Eltern eine lange Familientherapie machte. Elisabeths Suizidversuch war eine Szene auf dem Schulhof vorausgegangen. Der Vater hatte dort seine Tochter nach dem Unterricht zufällig hinter dem Fahrradhäuschen entdeckt, eng umschlungen mit ihrem Freund, von dessen Existenz niemand etwas geahnt hatte. Er hatte Elisabeth ins Gesicht geschlagen und den Jungen wie einen Straßenköter davongejagt. Der Mutter hatte niemand etwas davon erzählt.

Die Gespräche über Erziehungsmethoden und die nötigen Freiräume eines heranwachsenden Mädchens sollen sich sehr schwierig gestaltet haben. Doch am Ende habe selbst der Vater eingesehen, dass es keine Schande sei, wenn ein Mädchen in Elisabeths Alter einen Freund hat.

Drei Jahre später war wieder Sommeranfang, der Kaiserstuhl lag verheißungsvoll vor dem Fenster meines Arztzimmers. Wieder einmal hatte ich einen Stapel Post abzuarbeiten, ehe ich meinen Urlaub antreten konnte. Ich sah lustlos die zahlreichen Kuverts durch, hoffend, dass ich alles in den Papierkorb entsorgen konnte. Da fiel mir eine Ansichtskarte in die Hände, abgestempelt in Köln. Eine Karikatur war darauf, mit einem Arzt, der ein überdimensionales Stethoskop wie einen Rüssel vor dem Gesicht trägt. Auf der Karte stand:

»Lieber Dr. Möbius,
ich habe gerade mein Abitur bestanden.
Im Herbst beginne ich mein Medizinstudium.
Viele Grüße
Elisabeth.«

Stammheim

Während meiner Zeit als Assistent an der Freiburger Uniklinik begann und endete jeder Dienst mit einem Blick auf die Glastür an der Pforte. Dort hing, wie in jedem Krankenhaus, jeder Schule, jedem Bahnhof und jeder Behörde, ein Plakat mit Schwarz-Weiß-Fotos der »Baader-Meinhof-Bande« (oder »Rote Armee Fraktion«, wie sie sich selbst nannte). Im Laufe der Jahre wurden diese Porträtfotos fein säuberlich mit zwei diagonalen Linien eines schwarzen Filzstifts durchkreuzt. Das hieß, der Betreffende war verhaftet worden oder gestorben.

Im Sommer 1977 war die oberste Reihe komplett durchgestrichen: Andreas Baader, Gudrun Ensslin, Jan-Carl Raspe und Irmgard Möller waren festgenommen und zu lebenslanger Haft verurteilt worden. Ulrike Meinhof hatte sich umgebracht, Holger Meins war im Hungerstreik gestorben.

Unfreiwillig und überraschend sollte ich als junger Arzt in diese dramatischen Ereignisse involviert werden.

Die vier führenden Köpfe der RAF waren nach einer Prügelei mit Beamten und anschließender Haftverschärfung im Hochsicherheitstrakt des Gefängnisses Stuttgart-Stammheim in Hungerstreik getreten. Zum fünften Mal. Für den Staat hieß dies: Alarmstufe Rot.

Justizminister Traugott Bender berief in Stuttgart eine Krisensitzung mit Vertretern der vier Unikliniken Baden-Württembergs ein. Auf keinen Fall durften weitere Terroristen sterben und den Nimbus der Märtyrer erlangen, auf keinen

Fall sollte es wieder zu Demonstrationen und einer Gewalteskalation kommen. Dazu musste das Verhungern der Terroristen verhindert werden. Aber wie?

Der Universitätskanzler unserer Freiburger Klinik wurde zur Krisensitzung eingeladen, ich begleitete ihn, da ich damals Assistentensprecher war.

An der Stirnseite des hufeisenförmigen Konferenztisches saß der Justizminister mit seinem Stab, die übrigen Eingeladenen nahmen an den beiden Schenkeln Platz.

Zunächst besprach man die medizinische Versorgung der Häftlinge. Unter der Woche sollte das Stuttgarter Schwerpunktkrankenhaus »Robert Bosch« die Versorgung der Gefangenen leisten, aber für die Wochenenden bat man um Unterstützung der vier Universitätskliniken des Landes Baden-Württemberg. Die entscheidende Frage der Sitzung war jedoch eine andere: Sollte man die Terroristen zwangsernähren oder nicht?

Herr Professor W. ergriff als Sprecher der Ordinarien das Wort. Sein Statement war kurz und bündig, die Zwangsernährung per Magenschlauch stelle medizinisch kein Problem dar. Die anderen Teilnehmer waren perplex, aber sobald sich jemand mit einer Gegenmeinung vorwagte, fuhr Professor W., immerhin eine graue Eminenz der Medizin, dem Kritiker über den Mund. Ich war sprachlos. Holger Meins war per Magensonde zwangsernährt worden. Dazu hatte man ihm Arme, Rumpf und Beine mit Klettverschlüssen fixieren müssen, Sanitätsbeamte drückten ihm den Kopf auf die Liege, und dann musste eine Sonde durch Mund oder Nase eingeführt und durch die Speiseröhre bis in den Magen geschoben werden. Ein weiterer Beamter presste dann mit einer Spritze einen nahrhaften Brei durch den Schlauch. Die Anwälte Otto Schily und Klaus Croissant hatten Strafanzeige gestellt und die Methoden »bewusst Quälerei und sadistische Folter« genannt. Holger Meins war trotz der Zwangsernährung, bei 183 cm Körpergröße auf 39 kg abgemagert, gestorben.

Ich hob die Hand, und der Minister wies mir das Rederecht zu. »Herr Minister, mein Name ist Möbius«, setzte ich an, und ich spürte, wie die etwa dreißig Anwesenden mich irritiert musterten. »Ich werde diesen Intensivdienst, um den Sie uns bitten, in jedem Fall leisten. Das sehe ich als meine Pflicht gegenüber den Gefangenen und der Allgemeinheit an. Aber ich werde nicht gegen den Willen eines Gefangenen eine Zwangsernährung mit dem Magenschlauch durchführen, weil ...«

Ich wurde unterbrochen von Herrn Prof. W.: »Das ist doch überhaupt kein Problem, das haben wir schon besprochen.«

Der Minister bat mich dennoch, meine Bedenken auszuführen. Ich erklärte, dass ich in meiner Laufbahn unzählige Magenspülungen und auch Ernährung mit dem Magenschlauch durchgeführt hätte. Die Einführung des Schlauches ist bei keinem Patienten völlig gefahrlos, denn der Schlauch ist »blind«, also ohne Kamera, und man muss ihn nach Gefühl behutsam durch die Speiseröhre bis in den Magen schieben. Selbst wenn ein Patient sich nicht bewegt, kann man dabei ein Divertikel (kleine Ausbuchtung) durchbohren, in die Luftröhre geraten, starke Blutungen oder Atemnot hervorrufen. Wenn der Patient sich aber wehrt, sich windet und verkrampft, dann steigt das Risiko ins Unkalkulierbare.

»Ich habe jetzt verstanden, worin Sie die Gefahren sehen. Herr Prof. W., Sie wollten dazu Stellung nehmen?«, erwiderte der Minister.

Prof. W. wiederholte: »Das ist doch alles kein großes Problem«, und ich begann, mit ihm zu debattieren. Herr W. behandelte mich von oben herab, er war Chef der Ordinarien, ich nur ein namenloser Assistenzarzt.

Trotzdem gab der Justizminister am Ende die Weisung, die Gefangenen nicht per Magenschlauch, sondern mit Infusionen zu ernähren.

Am 5. September entführte ein RAF-Kommando den Arbeitgeberpräsidenten Hanns Martin Schleyer, um die Häftlinge in Stammheim freizupressen. Am Wochenende darauf traf ich zu meinem ersten Dienst im Gefängnis ein. Stuttgart-Stammheim ist ein gewaltiger hellgrauer Gebäudekomplex. Zwei Betonklötze, daneben die Mehrzweckhalle, die eigens für die Prozesse gegen die RAF errichtet wurde. Weite Teile des Geländes wurden mit Stahlnetzen überspannt, um einen Ausbruch selbst mit Hubschraubern unmöglich zu machen. Die RAF-Gefangenen waren im obersten Stockwerk des sogenannten Hochhauses im Hochsicherheitstrakt untergebracht. Die externen Ärzte, die am Wochenende Schicht hatten, wurden ein Stockwerk tiefer, im sechsten, einquartiert.

An der Hauptpforte legte ich meinen Ausweis und meinen Dienstvermerk vor, ich wurde von einem Justizvollzugsbeamten in Empfang genommen und von zwei weiteren in einem speziellen Kontrollraum durchsucht. Man tastete meine Arme und Beine ab, filzte meine Taschen, meine persönlichen Gegenstände, ja sogar die Bücher, die ich mir als Lektüre für die langen Stunden des Bereitschaftsdienstes mitgenommen hatte. Als man schließlich auch noch Gehörgänge und Mundhöhle kontrollierte, wurde ich ungeduldig. »Glauben Sie, ich schmuggle den Terroristen Informationen oder Waffen in die Zellen?«

Die Beamten antworteten nicht.

Ich wurde von einem vierten Wächter abgeholt, der mich durch die unendlich langen Korridore, vorbei an Hunderten Zellentüren, führte. Ein merkwürdiger Geruch nach Desinfektionsmitteln hing in der Luft, dazu der kalte Beton, das Klirren der unzähligen Schlüssel, das Krachen der Türen, die Schreie der Gefangenen. Schließlich gelangten wir in den sechsten Stock, wo ich Dr. Helmut Henck, dem Gefängnisarzt, vorgestellt wurde. Er war ein schmaler, sehr freundlicher Mann, der mir das Prozedere erklärte. Ich hatte in meinem Quartier zu warten und nur im Bedarfsfall in die provisorische Intensivabteilung zu kommen, wo man den jeweiligen Patienten einliefern werde.

Der Beamte brachte mich in meine Unterkunft. Sie war sauber und gut beleuchtet, es gab sogar einen kleinen Fernsehapparat, aber es war eine Zelle. Die Atmosphäre beklemmend, die Luft stickig. Ich hatte acht Quadratmeter, so wie etwa achthundert andere Menschen im angeblich »sichersten Gefängnis der Welt«. Hinter jeder Wand, über meinem Kopf, unter meinen Füßen ein anderer Häftling, wie in einem Setzkasten. Ein Tisch, ein Regal, eine Toilettenschüssel aus Metall. Das vergitterte Fenster ging zum Innenhof, so wie alle Zellenfenster. Es war warm, ich öffnete das Fenster, aber sofort schlug mir ein unbeschreiblich vulgärer, obszöner, menschenverachtender Schwall an Drohungen, Beschimpfungen, sexuellen Provokationen und Hass entgegen. Ich legte mich auf die Pritsche und wartete.

Ich versuchte zu lesen, konnte mich aber nicht konzentrieren. Ich stellte den Fernseher an, aber das Geheul war lauter. Ich dachte an die Diskussion mit Professor W. und den feindseligen Blick, den er mir beim Verlassen des Saales zugeworfen hatte. »Seien Sie in Zukunft etwas milder mit Ihren Gegnern, lassen Sie ihnen die Brücke zum Rückzug«, hatte der Minister mir zum Abschied gesagt. »Herr Prof. W., über den ich mich auch maßlos geärgert habe, wird Ihnen das nie vergessen.«

Es wurde Abend, das Schreien wurde noch animalischer. Ich schloss das Fenster und versuchte zu schlafen. Als mich der Vollzugsbeamte am nächsten Morgen abholte, war ich gerädert und deprimiert. Aber meine Schicht war zu Ende, ich durfte das Gefängnis verlassen.

Bei meinem zweiten Dienst wurde ich am späten Abend durch ein Klopfen geweckt. »Arbeit für Sie«, sagte der Beamte. Andreas Baader und Gudrun Ensslin, die man, wie alle anderen, fast permanent überwachte, hatten das Bewusstsein verloren. Dies war der Punkt, an dem die Zwangsernährung durch Infusion einsetzen sollte. Damit wollte man verhindern, dass noch einmal passierte, was bei Holger Meins geschehen war. Dieser war nämlich an einem Wochenende gestorben, als der Anstaltsarzt nicht zu erreichen gewesen war und Meins deshalb nicht auf die Intensivstation eines Krankenhauses verlegt wurde.

Der Beamte führte mich in die provisorische Intensivabteilung, während das Gebrüll und die Beschimpfungen der Häftlinge durch die kahlen Flure hallten. »Wie kann man sich nur an so etwas gewöhnen?«, fragte ich.

»Gar nicht«, antwortete er.

Die beiden Patienten wurden auf Tragen hereingeschoben. Andreas Baader und Gudrun Ensslin wirkten wie tot. Ich ertastete den schwachen Puls, spürte die Atmung am sich fast unmerklich hebenden Brustkorb. Die Infusion mit Nährlösung hing am Ständer, ich suchte jeweils eine Vene im Unterarm und setzte eine Kanüle. Die beiden Gesichter, die ich unzählige Male auf Plakaten, in Fernsehnachrichten und in Illustrierten gesehen hatte, waren kaum wiederzuerkennen. Vor allem Gudrun Ensslin sah gespenstisch aus. Vorspringende Wangenknochen, tief liegende Augen, die Muskulatur vollkommen abgeschmolzen. Die Pastorentochter, examinierte Volksschullehrerin, Stipendiatin für eine Promotion über den Schriftsteller Hans Henny Jahnn, Schriftstellerin, Bankräuberin und Bombenlegerin – jetzt war sie nur noch Patientin. Und ich der behandelnde Arzt. Wie mein Vater, der in seinem Lazarettzug jeden Verletzten behandelt hatte – egal von welcher Seite der Front er kam.

Es dauerte etwa zehn Minuten, bis sich der Blutzuckerspiegel so weit stabilisiert hatte, dass Gudrun Ensslin erwachte. Sie schlug die Augen auf, ließ die Pupillen langsam durch den Raum wandern, blieb mit ihrem Blick an mir hängen.

»Ich lasse noch ein wenig mehr reinlaufen.«

»Schwein!«, sagte sie leise. Dann schloss sie wieder die Augen.

»Warum tun Sie das?«, fragte ich. »Um gegen die Haftbedingungen zu protestieren?«

»Was interessiert dich das?«

»Weil ich mich für jeden Patienten interessiere.«

»Ich bin nicht dein Patient.«

Sie schwieg, aber ich gab mich nicht geschlagen: »Wieso geben Sie sich auf?«

»Schnauze, was weißt du schon von unserem Kampf?«

»Sie sind Autorin, Sie können schreiben, auch hier in Haft.«
Sie schwieg.

»Warum wollen Sie Ihr Leben wegwerfen?«

»Nimm den Scheiß hier raus und hör auf zu quatschen.«
Als die Infusion komplett in ihren Arm geflossen war,

wurde sie weggebracht. Sie warf mir einen hasserfüllten Blick zu.

Andreas Baader reagierte auf keine meiner Ansprachen. Ich spürte nur eine eisige Wand.

Ich behandelte die Terroristen zwei Mal. Dabei bekam ich jeweils nur Gudrun Ensslin und Andreas Baader zu Gesicht. Angeblich gab es eine klare Hierarchie, die auch für den Hungerstreik galt. Es war festgelegt, dass die Anführer am längsten überleben sollten. Tatsächlich hatte ich manchmal den Verdacht, dass sie Symptome der Ohnmachten übertrieben, um künstlich ernährt zu werden, aber womöglich hatten sie während des Hungerns auch eine besondere Form der Autosuggestion entwickelt, in der die Übergänge zwischen Wachzustand und Bewusstlosigkeit verschwammen.

Der Rest ist Geschichte. Die Gewalt eskalierte weiter. Da die Bundesregierung um Helmut Schmidt sich weigerte, die RAF-Gefangenen gegen Hanns Martin Schleyer auszutauschen, entführte ein Palästinenserkommando das Passagierflugzeug »Landshut«. Die GSG 9 stürmte am 18. Oktober das Flugzeug in Mogadischu. Am nächsten Morgen wurden Andreas Baader, Gudrun Ensslin und Jan-Carl Raspe in ihren Zellen tot aufgefunden. Raspe und Baader hatten sich erschossen, Ensslin sich mit einem Kabel erhängt.

Hanns Martin Schleyer wurde einen Tag später von seinen Entführern mit drei Schüssen in den Hinterkopf getötet.

Obwohl es bei den Leichen der RAF-Gefangenen keinerlei Hinweise auf Fremdeinwirkung gab, hielten sich hartnäckig Gerüchte, sie seien ermordet worden. Die Ärzte standen im Kreuzfeuer der Kritik. Die eine Seite warf uns vor, wir hätten die Häftlinge sterben lassen, die andere, wir hätten zu viel Aufhebens um sie gemacht, wir hätten sie schon früher »einfach krepieren« lassen sollen, ohne uns mit ihrer Zwangsernährung abzugeben.

Ich hatte monatelang Albträume. Immer wieder sah ich mich vor einem Tribunal. Ein Richter schrie mich vor einer tobenden Menge an, ich hätte mit Terroristen gemeinsame Sache gemacht. Hilflos verteidigte ich mich, ich hätte nie eine Waffe in die Hand genommen, niemals einem Menschen Schaden zugefügt, mein Berufscredo sei »primum nihil nocere«.

In Stammheim war ich als Arzt, der jedem Menschen zur Gesundung verhelfen möchte, mit seinem Patienten kommunizieren will, an die Grenzen meiner Möglichkeiten und meiner Belastbarkeit gestoßen. Es dauerte lange, bis ich dieses Trauma überwinden konnte.

Drei Jahre später, ich war inzwischen an das Johanniter-Krankenhaus in Bonn gewechselt, hing ein neues Fahndungsplakat an der Pforte. Darauf waren fünfzehn noch unbekannte Gesichter der RAF zu sehen, die »zweite Generation«.

Die Belohnung für Hinweise aus der Bevölkerung war von 100 000 DM auf 1 000 000 DM gestiegen.

Morgengrauen

Die Klingel fuhr ihr wie ein kaltes Messer in den Kopf. Jetzt sind sie da, dachte sie. Seit elf Tagen, seit dem Verbot der Partei, hatte sie versucht, sich darauf einzustellen. Vergeblich.

Wieder schellte die Klingel mit ihrem blechernen Ton, und dann wurde gegen die Tür gehämmert.

»Rudolph.« Sie griff hinüber, das Kissen war leer, sie sprang aus dem Bett und spürte die gebohnerten Dielen unter ihren nackten Fußsohlen. Ihre Knie zitterten.

»Ich gehe schon«, tönte seine Stimme aus der Dunkelheit, »mach dir keine Sorgen. Wir haben nichts getan.« Während sie sich etwas überzog, hörte sie die Stimmen in der Diele.

Sie waren zu zweit. »Rudolph und Heide Dolmen?«, fragte der Kleinere, der einen Ausweis vorzeigte. »Ist sonst noch jemand bei Ihnen in der Wohnung?«

»Nein«, sagte Rudolph. »Wir sind allein.«

Der kleine Mann zog sich die Handschuhe von den Fingern, knöpfte seinen Ledermantel auf und griff in die Innentasche. »Wir haben ein paar Fragen an Sie. Dies hier ist ein Durchsuchungsbefehl.« Er zeigte einen Bogen Papier vor. »Der Polizeipräsident von Berlin« stand darauf, und er stand für Recht und Ordnung. Aber darüber prangte der Adler mit seinen ausladenden Schwingen und dem Hakenkreuz.

»Worum geht es?«, fragte Rudolph.

Der kleine Mann mit dem breiten Gesicht lächelte nur. Mit dem Zeigefinger beorderte er die Uniformierten, die mit ihren Waffen auf dem Treppenabsatz gewartet hatten, in die Wohnung. Jeweils paarweise nahmen sie sich einen Raum vor, hoben die Matratzen an, öffneten die Schubladen des Sekretärs, räumten das Porzellan aus dem Vertiko.

»Wenn Sie uns bitte begleiten würden«, sagte der Kleinere, und der Größere machte eine weitschweifige Armbewegung wie ein Torero.

Unten an der Haustür trafen sie den Milchmann, der so tat, als kennte er sie nicht. Sie schaute nach oben, sah das Licht in allen Zimmern. Mit ihren Fingern wühlen sie in unseren Sachen, dachte sie. Wie gut, dass wir unseren Kinderwunsch nicht erfüllt haben. Dann stiegen sie in den Wagen. Während sie durch die finsteren Alleen rollten, hielt sie Rudolphs Hand. Wenn sie uns nur nicht trennen, betete sie, wenn sie uns nur nicht in die Prinz-Albrecht-Straße bringen. Aber sie kannte den Weg, den sie fuhren, die Gaslaternen, die den breiten Boulevard säumten, am Dom und an der Staatsoper vorbei. Sie wusste, dies war der Weg in die Prinz-Albrecht-Straße 8, in das Gestapo-Gefängnis.

Es war ein früher Wintermorgen. Auf meinem Fensterbrett saß eine Amsel und pickte im Schnee nach den Sonnenblumenkernen. Ich saß an meinem Schreibtisch und las einige Dokumente, als mein Telefon läutete. Der Anrufer meldete sich aus einer Parteizentrale. »Spreche ich mit Herrn Professor Möbius?«, fragte er.

»Ja, worum geht es?«

»Gleich kommt die Staatsanwaltschaft wegen des Patienten Dolmen zu Ihnen.« Dann tutete es in der Leitung. Der Anrufer hatte aufgelegt.

Ich versuchte, mich wieder auf die Dokumente zu konzentrieren, die ich gegenzeichnen sollte. Doch schon wenige

Minuten später hörte ich die Stimme meiner Sekretärin: »Sie können nicht einfach von einem Moment auf den nächsten einen Termin bei meinem Chef bekommen. Worum geht es denn?«

»Wir sind nicht befugt, Ihnen darüber Auskunft zu geben. Wir müssen ihn umgehend sprechen«, tönte eine tiefe, unwirsche Männerstimme. Meine Sekretärin bat die beiden Herren, im Wartezimmer Platz zu nehmen.

Sie öffnete die Tür einen Spaltbreit und signalisierte mir, dass jemand dringend nach mir verlange. Ich erwiderte mit laut tönender Stimme (damit die beiden Herren mich gut verstehen konnten): »Ich habe Ihnen doch gesagt, dass wir morgens vor der Visite keine Patienten annehmen.«

Ich blinzelte ihr zu, und sie schloss die Tür.

Nach einer Viertelstunde erbarmte ich mich der Wartenden, die bereits mehrmals nachgefragt hatten. Ich bat sie herein, und zwei kräftige Herren mittleren Alters in schweren Mänteln fragten mit leicht bedrohlicher Stimme: »Sind Sie heute Morgen angerufen worden?«

»Sicher«, antwortete ich, »mindestens zwanzig Mal. Aber ich glaube nicht, dass ich Ihnen darüber zur Auskunft verpflichtet bin. Wer sind Sie, wenn ich fragen darf?«

»Wir kommen von der Staatsanwaltschaft.«

»Ach ja?«, erwiderte ich in schnoddrigem Ton. »Die Ausweise bitte.«

Die Männer runzelten die Stirn. Ich studierte die Dienstausweise mit besonderer Sorgfalt, bat sie, Platz zu nehmen, und sagte: »Um Gottes willen, was ist Ihnen passiert? Wer von Ihnen hat denn die Beschwerden?«

»Es geht hier nicht um uns.«

»Nein?«, fragte ich mit gespielter Ahnungslosigkeit, »aber warum dann die Eile?«

»Es geht um Ihren Patienten Dolmen. Wir bräuchten ein paar Auskünfte, und dann möchten wir ihn aufsuchen.«

Ich betrachtete meine Gegenüber eingehend, ließ meinen Blick vom einen zum anderen schweifen, zuerst über die Mäntel, dann über die zerknitterten Hemdkrägen, die schief sitzenden Krawatten. Schließlich versuchte ich, auch die Schuhe zu besehen, während meine Besucher immer gereizter wurden. »Können wir jetzt zur Sache kommen?«, bellte mich der Ältere an.

Nach einer kurzen Pause sagte ich: »Weder heute noch morgen noch übermorgen werden Sie beide etwas von mir erfahren. Und Sie werden den Patienten auch nicht zu Gesicht bekommen.«

Die beiden beugten sich über den Tisch und schrien mich an: »Das wollen wir doch mal sehen.«

Ich nahm den Telefonhörer zur Hand und sagte: »Was ich über Herrn Dolmen weiß, unterliegt der ärztlichen Schweigepflicht. Paragraf 203 des Strafgesetzbuches. Sie wollen mich zur Rechtsbeugung bewegen. Bin gespannt, was Ihr Chef, der leitende Oberstaatsanwalt, dazu sagt.«

Plötzlich wurde die Telefongabel heruntergedrückt, und eine versöhnliche Stimme sagte: »Wir können ja auch in Ruhe reden.«

Die Gesichter entspannten sich, ich nahm eine gewisse Blässe darin wahr und fragte in ärztlicher Sorge: »Könnte es sein, dass Sie beide nüchtern und unterzuckert sind?«

»Wir sind seit fünf Uhr auf den Beinen.«

Ich ließ uns Kaffee und für die Herren belegte Brötchen kommen. Dann erfuhr ich den Grund der Ermittlung: eine Unterschlagung, in die Herr Dolmen verwickelt sein sollte.

»Ich wäre von der Schweigepflicht nur entbunden, wenn ich dadurch eine schwere Straftat verhindern könnte. Soweit ich Sie verstanden habe, ist die vermeintliche Straftat bereits verübt worden. Herr Dolmen ist schwerkrank und derzeit gewiss nicht in der Lage, das Gesetz zu brechen, falls er das denn je getan haben sollte.«

Die beiden Herren sahen ein, dass sie den Patienten nicht sehen, geschweige denn sprechen konnten.

Am Mittag des gleichen Tages wurde ich in die Notaufnahme gerufen. Aufgeregt sagte der Assistent: »Bitte, schnell, wir haben hier jemanden im Schock liegen. Die Gattin des Patienten Dolmen.« Ich eilte hin und sah die Frau, der ich schon mehrmals begegnet war. Sie schien schlagartig gealtert, war blass, zitterte, hatte einen fadenförmigen Puls, war schweißgebadet und atmete schwer.

»Ich bin heute Morgen zu Hause hingefallen. Gott sei Dank habe ich mich nicht verletzt, aber es geht mir so schlecht«, sagte sie. Wir nahmen sie erst einmal auf die Intensivstation auf. Nach zwei Stunden hatte sich ihr Zustand so weit stabilisiert, dass sie auf die normale Station verlegt werden konnte.

Am Abend suchte ich sie auf. Sie erkundigte sich nach ihrem Mann und erzählte mir dann ihre Geschichte. »Heute Morgen um halb sechs schellte es bei mir. Zwei Männer kamen hereingestürzt. Ich dachte, es wäre ein Überfall. Das war es auch, allerdings von der Staatsanwaltschaft, gegen meinen Mann laufe ein Ermittlungsverfahren. Mehr wurde mir nicht mitgeteilt. Man fragte mich aus, suchte nach Unterlagen, und nachdem ich gesagt hatte, ich wisse von nichts, stellte ich ihnen alles freimütig zur Verfügung. Nach anderthalb Stunden zogen sie wieder ab. Erst da spürte ich, dass ich am ganzen Körper zitterte, dass etwas in mir aufgestiegen war. Es war genauso wie damals in Berlin mit der Gestapo gewesen. Zwei Mal sind mein Mann und ich in das Staatsgefängnis in der Prinz-Albrecht-Straße gebracht worden, jedes Mal hat man uns monatelang eingesperrt. Diese Erinnerung, diese Ohnmacht würde Rudolph nicht noch einmal ertragen, nicht nach seinem Herzanfall. Ich wusste, das steht er jetzt nicht durch, wenn er davon erfährt. Deshalb wurde ich so panisch, dass ich stürzte. Ich konnte zum Glück noch unsere Tochter anrufen. Das war ein Erlebnis … So etwas möchte ich nie wieder mitmachen.«

Ich ließ mir das Geschehen in allen Einzelheiten schildern. »Ihre Reaktion ist nichts Ungewöhnliches«, sagte ich. »Es gibt Menschen, die man abschätzig ›Kriegszitterer‹ nennt, weil sie zum Beispiel durch einen lauten Knall sofort wieder in das Szenario einer Bombennacht oder eines Fronteinsatzes versetzt werden und entsprechende Angstzustände auszustehen haben. Auch ehemalige Lagerhäftlinge haben oft ein Leben lang mit ähnlichen Panikattacken und Traumata zu kämpfen. Bei Ihnen sind es die Erlebnisse mit der Gestapo.«

»Sie meinen, das wird mich bis ans Ende meiner Tage begleiten?«

»Unwahrscheinlich. Ein derart heftiges Erlebnis wie heute Morgen haben Sie hoffentlich das letzte Mal ausgestanden. Mir scheint, Sie haben sich schon wieder gefangen.«

»Jetzt, da ich das Ganze geschildert habe, erscheint es mir schon wieder wie ein Traum.«

Ich habe in meiner langjährigen Praxis immer wieder die Erfahrung gemacht, dass im Moment des Erzählens oft bereits ein Teil der therapeutischen Arbeit geleistet wird. Wir unterstützten diesen Prozess durch leichte Beruhigungstabletten, durch Entspannungs- und Atemübungen, und innerhalb weniger Tage fand die Patientin wieder zu einer gewissen inneren Gelassenheit.

Einige Jahre später kam Frau Dolmen wieder zu mir in die Sprechstunde. Ihr Mann war inzwischen verstorben, und sie widmete all ihre Zeit und Energie den Kindern und Enkelkindern. Ich freute mich, sie zu sehen, auch wenn sie einen etwas gebrechlichen Eindruck auf mich machte.

»Wie geht es Ihnen?«, fragte ich und bot ihr einen Platz an. Sie setzte sich, ließ die Lider sinken und sagte lächelnd: »Gut. Nur ein bisschen abgespannt, und dann habe ich in letzter Zeit merkwürdige Beobachtungen angestellt.«

»Welcher Art?«

»Ich spüre oft so einen Druck im Bauch und manchmal auch Schmerzen.« Im Verlauf des Gesprächs kam zudem heraus, dass sie häufig Zahnfleischbluten und blaue Flecken hatte. Ich kontrollierte ihre Bindehaut im Auge, besah mir die Hämatome und tastete ihren Bauch ab. Die Milz war massiv vergrößert und sehr druckempfindlich. Daher das Spannungsgefühl im Bauch. Mir kam ein schlimmer Verdacht. »Frau Dolmen, ich würde mir gerne Ihr Blut ansehen.«

Ich nahm eine Probe und bat sie, auf mich zu warten. Ich stand mit der Laborantin neben dem Analysegerät, das die Werte ausdruckte: Schon die Anämie und die geringe Anzahl der Blutplättchen waren verdächtig, ebenso die massiv erhöhte Zahl der weißen Blutkörperchen. Der Blick durch das Mikroskop bestätigte meine Befürchtung: Frau Dolmen litt an einer chronischen myeloischen Leukämie.

Der weite Weg vom Labor zurück zu meiner Patientin im Sprechzimmer war gepflastert mit Bildern. An den Wänden hingen Fotos meiner Reisen, die Bergketten der Alpen und des Himalaya, Kindergesichter aus Asien, Afrika und Südamerika. Die erhabene Schönheit dieser Momentaufnahmen wurde überlagert von den Erzählungen meiner Patientin: die Demütigungen im Gestapo-Gefängnis, die körperlichen und seelischen Schmerzen und vor allem die zermürbende Angst, Angst vor Verhaftung, Angst vor Folter, Angst angesichts der nächtlichen Schreie, die durch die Zellen hallten. Die Angst hatte sich tief eingegraben in ihre Seele und hatte ihr Leben, wenn auch unbewusst, bestimmt.

Nun waren diese Verletzungen aufgebrochen. Hatte dieses sogenannte »Flashback« auch ihr Immunsystem so weit geschädigt, dass sie jetzt diese Krankheit traf?

Es fiel mir schwer, mit der Diagnose vor meine Patientin zu treten. Dies sind die schwierigsten Momente für einen Arzt.

»Leider ist die Sache ernst«, hub ich an, als ich zurück ins Zimmer kam.

»Blutkrebs«, sagte sie und nickte, erstaunlich gefasst. Demut oder Resignation?

»Wir müssen sofort handeln. Mit Chemotherapie haben wir vielleicht noch eine Chance.«

»Vielleicht?«

»Fragen Sie mich nicht nach der statistischen Wahrscheinlichkeit. Die kann Ihnen niemand nennen.«

»Aber es gibt eine Chance?«

Was sollte ich antworten? Meiner Meinung nach war sie gering, denn die Krankheit war in einem fortgeschrittenen Stadium. Andererseits war sie höher als bei einer akuten Leukämie. In jedem Fall würde die Therapie der Frau viel abverlangen. Wir mussten sie über Nebenwirkungen wie Blutungen und Infektionen aufklären. Aber solange ein Arzt den

Heilungserfolg nicht ausschließen kann, hat er kein Recht, dem Patienten die Hoffnung zu rauben.

»Eine Chance besteht.«

Sie lächelte. »Dann werde ich die Therapie machen. Alles andere liegt in Gottes Hand.«

Frau Dolmen unterzog sich der Behandlung. Bereits nach wenigen Wochen normalisierte sich ihr Blutbild, und sie lebte auf. Ihre Kinder kümmerten sich aufmerksam um sie, und sie quittierte diese Aufmerksamkeit mit einem stillen, warmherzigen Dank.

Als ich sie bei meiner Visite nach ihren Beschwerden fragte, sagt sie tapfer lächelnd: »Wissen Sie, damit kann ich leben. Das Schlimmste im Leben sind nicht die Schmerzen, die wir erleiden müssen, sondern Ungewissheit und Angst. Selbst vor Vorwürfen, deren Sinn wir nicht begreifen. Wir wurden damals nur deshalb inhaftiert und monatelang verhört, weil wir auf den Mitgliederlisten einer Partei standen, die dem Regime nicht behagte.«

Wir konnten Frau Dolmens Leben um viele Monate verlängern, aber unsere Hoffnung, den Kampf gegen die Leukämie zu gewinnen, war am Ende vergeblich.

No mercy

Ich war sechzehn, Scholli achtzehn. Er saß neben mir in der Bank und gab dem Krieg die Schuld daran, dass er zwei Schuljahre verloren hatte. Er hatte Pomade im Haar, eine Narbe am Mundwinkel und trug Krawatte. Während wir morgens zu Fuß oder mit dem Fahrrad kamen, knatterte Scholli auf einem Motorrad heran, drehte eine Runde vor dem Haupteingang und bockte die Maschine mit einer lässigen Bewegung neben dem Fahnenmast auf. Das Benzin war damals so knapp, dass er nur die letzten Meter bis zur Schule fahren konnte, aber das waren die entscheidenden, fand er, und das fanden auch die Mädchen.

Es war das Größte für mich, wenn ich mit seiner Maschine auf einem ehemaligen Fabrikgelände ein paar Runden um die Bombenkrater drehen durfte – allerdings musste ich den Sprit dafür mitbringen.

Die Schulglocke hatte geläutet, nun begann die Englischstunde. Doch statt unseres Englischlehrers stand der Direktor auf der Schwelle. Wir sprangen auf die Füße und begrüßten ihn zackig mit: »Guten Morgen, Herr Direktor.«

Seine Miene war ernst. Unser Englischlehrer habe einen Herzinfarkt erlitten und könne bis auf Weiteres seinen Dienst nicht versehen, sagte er.

Scholli knuffte mich in die Seite und zischte: »Noch mal Glück gehabt, Möbi, oder hast du etwa die Hausaufgaben?«

Hinter dem Direktor stand ein Mann mit dichtem, schwarzem Haar und einem kantigen, von Narben durchfurchten

Gesicht. Er war nicht besonders groß. Sein Blick schweifte durch die Tiefe des Klassenzimmers, hakte sich an uns beiden fest, uns wurde unbehaglich zumute, und wir verstummten. Der Mann hieß Sauer, er war die Vertretung für unseren Englischlehrer.

Als der Direktor gegangen war, sagte Sauer, zuerst müsse er unser Sprachniveau kennenlernen. Er habe eine Geschichte mitgebracht. »Von Hemingway, ist der Mann hier bekannt?«

Natürlich kannten wir ihn, wenn auch nur in deutscher Übersetzung. Sauer las die Kurzgeschichte »The Killers« vor. Seine Stimme war schneidend, sein Akzent britisch. Er endete mit »It's too damned awful. You better not think about it.« Wir warteten schweigend. »Get your notebooks and re-tell the story.«

Am nächsten Tag verteilte Sauer unsere Arbeiten, die von roter Tinte entstellt waren. Dann erklärte er, wie er sich unsere künftige »Zusammenarbeit« vorstellte: »No mercy, but fair play.« Sauer versuchte, uns das Arbeiten beizubringen. Da er ausschließlich Englisch mit uns sprach – damals eine Seltenheit –, uns mit seinen Geschichten aus dem Krieg und seinen Narben in den Bann schlug, hob er das Niveau der Klasse fast spielend.

Nach drei Monaten kehrte unser alter Lehrer von einem Kuraufenthalt zurück. Sauer wechselte zu einer anderen Schule, er hatte uns gedrillt, aber wir vermissten ihn.

Siebenundzwanzig Jahre später saß ich an meinem Schreibtisch im Johanniter-Krankenhaus, als ich durch die angelehnte Tür meine Sekretärin mit einem Mann im Vorzimmer sprechen hörte. »Haben Sie einen Termin?«, fragte sie.

»Nein, aber ich kenne Ihren Chef von früher«, antwortete eine herrische Stimme.

»Ich weiß nicht, ob das genügt …«

Ich war aufgestanden und betrat das Vorzimmer. »Ist gut«, sagte ich, »lassen Sie Herrn Sauer bitte eintreten.«

Mein ehemaliger Englischlehrer hatte inzwischen schlohweißes Haar, das er zu einem strengen Seitenscheitel gekämmt hatte, und ich war ihm über den Kopf gewachsen. Sein Händedruck war kräftig wie eh und je, aber er war abgemagert, wirkte bedrückt, von seiner blassen Gesichtshaut hoben sich scharf die rosafarbenen Narben ab. Er übergab mir einen Brief von seinem Hausarzt. Darin wurde eine hochgradige Herzinsuffizienz diagnostiziert.

Im Gespräch mit Herrn Sauer wurde schnell klar, dass vermutlich ein nicht auskuriertes rheumatisches Fieber dazu geführt hatte. Ich hörte ihn lange mit dem Stethoskop ab, wodurch ich seinen Unwillen erregte. »Was gibt's denn da zu hören?«, knurrte er. Sein Herzgeräusch war anormal, nach dem zweiten Ton war ein verdächtiges Rauschen zu vernehmen. Als ich ihm erklärte, dass dies auf einen Herzklappenfehler hindeute, fragte er: »Und jetzt?«

»Tut mir leid«, sagte ich, »in unserer internistischen Abteilung können wir Ihnen nicht weiterhelfen. Sie müssen sich operieren lassen.«

»Ich habe in meinem Leben oft genug unter dem Messer gelegen. Mein Bedarf ist gedeckt.«

Wenn Herr Sauer sich erregte, geriet er sofort außer Atem, und auch die bläuliche Verfärbung seiner Lippen wies auf den durch die Herzinsuffizienz bedingten Sauerstoffmangel hin. Der Eingriff war dringend notwendig.

»Sie können nichts für mich tun?«

Ich schüttelte den Kopf. »Da hätten Sie früher kommen

müssen. Aber ich kann Sie an einen exzellenten Herzchirurgen überweisen. Er ist ein Freund von mir.«

Er blieb bei seinem Nein.

»Haben Sie Familie?«, fragte ich.

»Eine Frau und zwei Söhne«, erwiderte er, seltsam abwesend. Von dem forschen Auftreten im Klassen- und in meinem Vorzimmer war nichts mehr zu spüren.

»Dann tun Sie es Ihrer Familie zuliebe.«

Er schaute mich mürrisch an. »Ich werde mit ihnen reden.«

Ich hatte wenig Hoffnung, dass er auf seine Familie hören würde.

Drei Tage später stand er wieder unangemeldet in meinem Behandlungszimmer. Er ließ sich in den Stuhl sinken und schien nicht recht zu wissen, wie er anfangen sollte. Allmählich kam mir der Verdacht, dass er nicht nur niedergeschlagen, sondern depressiv war.

»Haben Sie mit Ihrer Frau gesprochen?«, fragte ich.

»Was meine Frau meint, können Sie sich denken.«

»Dasselbe wie ich, oder?«

Er winkte ab. »Gestern Nacht wachte ich nach schrecklichen Albträumen auf und hatte merkwürdige Schmerzen in der Brust. Plötzlich lief das Herz auf Hochtouren, dann kam es ins Stottern, als würde ihm der Sprit ausgehen.«

»Ihrem Motor geht nicht der Sprit aus, er pumpt sauerstoffarmes Blut in Ihre Muskeln und Ihr Gehirn. Sie werden zunehmend mit Schwindel und Kreislaufbeschwerden zu kämpfen haben. Auch ein Schlaganfall könnte die Folge sein. Und nur, weil Sie die Herzklappe nicht erneuern lassen wollen. Eine simple Reparatur.«

Er reagierte nicht. Sein Brustkorb hob und senkte sich heftig, aber er konnte oder wollte nicht sprechen.

»Feigheit vor dem Feind, das gab's bei Ihnen doch nie, oder?«

Er zuckte zusammen und schaute mich missmutig an. Ich dachte zurück an das Klassenzimmer, in dem er uns mit seinen stummen Blicken in die Knie gezwungen hatte. Ein säuerliches Grinsen stieg in sein Gesicht: »No mercy, wie?«

»But fair play«, erwiderte ich, ebenfalls grinsend.

»Gut. Dann operieren wir.«

An einem Sonntagmorgen, ich war gerade bei der Visite, wurde ich ans Telefon gerufen. Der Herzchirurg war am Apparat.

»Probleme mit Herrn Sauer?«, fragte ich.

»Ja.«

»Was ist schiefgelaufen?«

»Nichts. Die Herzklappe ist erfolgreich implantiert, die Insuffizienz behoben. Körperlich ist alles in Ordnung. Ich rufe Sie als Psychiater zu Hilfe.«

Meine Sonntagsvisite war ein Ritual, das ich außer der Reihe absolvierte. Offiziell hatte ich keinen Dienst, und so stieg ich in meinen Wagen und fuhr zur Uniklinik.

Als ich auf die Intensivstation kam, hörte ich Schreie. Die blecherne Stimme meines ehemaligen Lehrers, die klang, als stauchte er einen Schüler zusammen, dann wieder war es nur ein lang gezogener Angstschrei. Um das Bett standen der Herzchirurg, ein Anästhesist, zwei Assistenzärzte in grünen Kitteln, OP-Hauben und Mundschutz, dazu drei Schwestern. Herr Sauer war mit Gurten ans Bett gefesselt. Er versuchte, sich loszureißen, indem er den Oberkörper aufbäumte. Seine Lider waren geschlossen.

In einem Moment, in dem nur die Neonröhren summten, die Apparate piepsten und hinter den geschlossenen

Stahltüren der Intensivstation die Clogs des Personals klapperten, flüsterte ich ihm ins Ohr: »Herr Sauer!«

»Wer ist da?«, schrie er zurück.

»Möbius. Ich wollte Sie besuchen.«

»Möbius, ich brauche keinen Besuch, holen Sie mich hier raus.« Seine Stimme hatte den kompromisslosen Kommandoton wie einst im Klassenzimmer. Nahm Sauer mich als Arzt wahr oder als den Schüler aus der Untersekunda?

»Warum soll ich Sie hier herausholen, Herr Sauer?«, fragte ich.

»Die halten mich gefangen.«

Herr Sauer warf sich wieder in die Gurte, Sehnen und Muskeln spannten sich, ein Assistenzarzt umklammerte seinen Unterarm, damit der Patient sich die Infusionsnadel nicht herausriss.

»Möbius, Sie sollen gehorchen! Wir müssen hier raus! Sehen Sie nicht das Feuer um uns herum?«

Er warf seinen Kopf ruckartig nach rechts und links, jetzt waren die Augen weit aufgerissen. Er stöhnte laut, und in seinen Grimassen war panische Angst zu erkennen.

»Ich bin bei Ihnen«, rief ich.

»Warum tun Sie dann nichts?«

»Was soll ich tun?«

Er warf sich mit ganzer Kraft zur Seite, die Gurte schnitten in sein Fleisch und drückten den frisch operierten Brustkorb zusammen. Er schrie auf. Ich schaute die Kollegen an. »Das ist heute schon das dritte Mal«, sagte der Herzchirurg. »Blutdruck und Puls geraten jedes Mal außer Kontrolle. Wenn er nicht zur Ruhe kommt, kann die neue Herzklappe abreißen.«

»Rückraum sichern!«, schrie Herr Sauer.

»Soll ich die Türe schließen?«

»Idiot. Sie sollen schießen.«

Da erinnerte ich mich an Sauers Berichte über seine Kriegs-erlebnisse damals im Englischunterricht. Als Jagdflieger war er zwei Mal abgeschossen worden. Psychische Störungen nach Herzoperationen sind keine Seltenheit, es kann zu kör-perlich begründbaren Psychosen kommen, zu Halluzinatio-nen und Personenverkennung. Dies war allerdings ein be-sonders schwerer Fall.

»Keine Sorge, ich bin bereit zum Feuern«, schrie ich. »Wo sind sie?«

»Zehn nach zwölf.«

Während ich Sauers Kommandorufe entgegennahm, gab ich dem Herzchirurgen ein Zeichen. »Er befindet sich im Zweiten Weltkrieg, in der Kanzel seines Jagdflugzeuges. Of-fensichtlich in einer Gefechtssituation.«

»Der ganze Thorax reißt gleich auf. Er muss stillhalten.«

»Geben Sie mir Valium«, rief ich dem Anästhesisten zu. Ich blickte den Chirurgen an, der mir zunickte. Und dann spritzte ich eine gewaltige Dosis in die Infusion.

»Sind Sie wahnsinnig? Sie bringen ihn um«, bellte mich der Anästhesist an.

»Der Patient bringt sich selbst um, wenn er nicht au-genblicklich ruhig wird«, entgegnete der Chirurg an mei-ner Stelle.

Drei Tage später wurde Herr Sauer auf unsere internis-tische Abteilung verlegt. Die Halluzinationen waren ver-schwunden. Für gewöhnlich haben die Patienten anschlie-ßend kaum Erinnerungen, nicht so Herr Sauer: »Ich sah die feindlichen Jäger auf mich zukommen. Die Geschosse flo-gen wie eine Lichterkette heran und schlugen neben mir in die Kanzel ein. Dann kamen diese grünen Geister und fes-selten mich. Ich war auf meinem Sitz festgebunden, konnte die Maschine nicht steuern, konnte das Bord-MG nicht bedienen und nur darauf warten, dass mich ein Projektil in den Kopf trifft oder mich das Feuer in der Kanzel auffrisst. Es war die Hölle.«

»Aber dann kam ich und rettete Sie«, sagte ich lächelnd.

»Von wegen. Sie waren neben mir und verweigerten mir den Gehorsam. Ein vollkommen unbrauchbarer Adjutant. Das verstärkte meine Hilflosigkeit noch. Die Angst war schlimmer als damals über dem IJsselmeer, ehe mich die Briten erwischten. Merkwürdig.«

»Das ist nicht merkwürdig. Nichts ist schlimmer als ein totales Ohnmachtsgefühl. In der realen Gefechtssituation gerieten Sie in eine Art Trance, Sie funktionierten unter Adrenalin, und Ihre Gefühlswelt war ausgeblendet. Im Krankenhaus, angeschnallt ans Bett, waren Sie vollkommen wehrlos, gerade gegenüber Ihren Gefühlen.«

Nach wenigen Tagen wurde das Psychopharmakon abgesetzt, und nach drei weiteren Tagen unter Beobachtung verließ Herr Sauer das Krankenhaus.

Ich gab ihm die Hand und fragte: »Und? Läuft er rund, der neue Motor?«

Lachend antwortete er: »Ja.« Dann tippte er sich an den Kopf: »Wollen nur hoffen, dass die Instrumente nicht wieder ausfallen, bei all den Drogen, die ihr in mich hineingepumpt habt.«

Abgeschoben

Friedeburg Grossmann rauchte täglich eine Zigarette, eine Hälfte nach dem Frühstück, die andere vor dem Schlafengehen. Sie spielte Tennis, ging einmal wöchentlich reiten, in die Sauna und in den Gottesdienst, trank keinen Alkohol und verachtete jede Form von Ausschweifung.

Doch sie spürte, dass ihre Kräfte schwanden. Sie vergaß die Vornamen näherer Verwandter, trotz Brille konnte sie nur noch wenige Stunden am Tag lesen, und auch die Schmerzen in der Hüfte waren nicht mehr mit autogenem Training zu bekämpfen.

Trotzdem würde sie alles tun, um das Imperium zu bewahren, das ihr Mann in vierundfünfzig Jahren aufgebaut hatte: Sie beschäftigte über siebenhundert Mitarbeiter, deren Familien kostenlosen Eintritt in den von Grossmann erbauten Sportpark mit Eishalle und Fitnessstudio hatten. Außerdem standen ihnen ein betriebseigener Kindergarten und ein Kinderhort zur Verfügung.

Frau Grossmann wusste, dass Imperien an der Laschheit der nachwachsenden Generationen zugrunde gehen. Deshalb hatte sie ihre beiden Kinder einer strengen Erziehung unterworfen und materiell kurzgehalten. Doch ihre Tochter Sonia hatte drei Studiengänge angefangen und keinen abgeschlossen, ihr Sohn Georg war Surflehrer geworden in dem beruhigenden Bewusstsein, »irgendwann einmal die ganze Schose zu übernehmen«. Einzig ihr Schwiegersohn Dieter war ein bescheidener, harter Arbeiter, wie es die Grossmanns früher gewesen waren, aber er kam aus einfachen Verhältnissen, hatte als Werksstudent in der Fertigungsabteilung angefangen und sich in Sonia verliebt. Seit einem Jahr lebten sie alle gemeinsam in der großen Villa in der vornehmsten Gegend Kölns mit Blick auf den Rhein. Zuerst war Georg aus Kalifornien zurückgekommen und wieder bei der Mutter eingezogen, drei Monate später auch Sonia mit ihrem frisch angetrauten Ehemann. Angeblich wollten sie ihrer Mutter »unter die Arme greifen«. In Wahrheit umkreisten sie Friedeburg wie die Geier, plantschen im Pool, tranken auf Empfängen unmäßig viel Sekt, lachten zu laut und behandelten die Hausangestellten gönnerhaft.

Georg hatte sie wohl oder übel einen Posten in der Marketingabteilung gegeben. Vielleicht kann er mit seiner großen Klappe und seinem Hochglanzkörper wenigstens gut verkaufen, dachte sie. Als Dienstwagen hatte er sich einen Ferrari gewünscht und gesagt, es sei »nur ein Zweitürer«. Sie hatte dies unterbunden, woraufhin er sich den Wagen von seinem Erbteil angeschafft hatte.

Als Dieter von seinem Schwager Georg zu einer Besprechung gerufen wurde, wusste er, dass ihn etwas Unangenehmes erwartete. »Nicht in der Firma«, hatte Georg gesagt, »um sieben im Bootsclub. Sonia kommt auch.«

Georg und Sonia trafen zwanzig Minuten zu spät ein, angekündigt vom V-8-Motor, der nach dem Einparken noch einmal laut aufgeheult hatte. Sonia gab ihrem Mann einen Kuss auf die Wange, Georg drückte ihm achtlos die Hand, sagte: »Guten Tag, Dieter«, wobei er dem Namen eine ironische Note gab.

»Ich will gar nicht lange drum rumreden«, setzte Georg an. »Mutter wird alt, will es aber nicht wahrhaben. Sie hat keinen Sinn für modernes Produktstyling. Kapital, das wir für Innovation bräuchten, vergeudet sie für wohltätige Zwecke, und sie lässt sich, wie ihr alle wisst, nie etwas sagen.«

Dieter wurde immer unbehaglicher zumute. Der Führungsstil seiner Schwiegermutter mochte altmodisch sein, aber sie verstand mehr von der Firma als sie alle drei zusammen. Außerdem würde sie eine Palastrevolte nicht überleben. »Man kann mit ihr durchaus reden.«

»Du vielleicht«, sagte Georg. »Du bist in der Fertigung, du kennst die Verkaufszahlen nicht. Ich sage dir, wenn wir nicht das Ruder herumreißen, ist der Laden in zehn Jahren keinen Pfifferling mehr wert.«

»Was schlägst du vor?«

»Die Feinmechanik ist der einzige Geschäftszweig, mit dem wir noch Gewinn machen.«

»Du willst die beiden anderen Zweige abstoßen?«

»Nein.« Georg grinste. »Die Feinmechanik.«

Dieter warf einen Blick auf Sonia. Sie schaute ihren Bruder lächelnd an, fast verliebt, fand Dieter, und er spürte wieder die Eifersucht, die ihm zusetzte, seit Georg aus Amerika zurückgekommen war und mit seiner Schwester Tennis spielte, nach Holland segeln ging und an zwei Abenden in der Woche »um die Häuser zog«. Dieter hätte sich lieber Kinder von seiner Frau gewünscht.

»Willst du die beiden anderen Zweige sanieren? Brauchst du deshalb frisches Kapital?«

Georg grinste: »Die Feinmechanik ist das Filetstück, um das uns die halbe Welt beneidet, die Amerikaner, die Koreaner, die Chinesen. Wir können eine richtige Auktion veranstalten.«

»Und weiter?«

»Nichts weiter. Mit dem Erlös können wir unser Lebtag

aus dem Vollen schöpfen. Aktien, ein paar Immobilien, ein Portfolio mit einer krisensicheren Mischung, und die Zinsen machen uns auf immer reich.«

»Aber was passiert mit dem Rest der Firma?«

»Der wird dann wohl pleitegehen.«

Dieter war sprachlos. Er dachte an die unzähligen Konstruktionszeichnungen seines Schwiegervaters, die vielen Patentanmeldungen, die im Archiv lagerten. Zwei Generationen von Entwicklungsingenieuren hatten das Wirken eines Genies und Menschenfreundes fortgeführt. Und Dieter war stolz, einer von ihnen zu sein. »So kannst du mit dem Erbe und mit den Beschäftigten nicht umspringen.«

»Ach nein? Sie haben uns ein komfortables Leben zu verdanken. Und meine Mutter war so dumm, ihnen großzügige Pensions- und Abfindungsfonds anzulegen. Denen wird es weiterhin gut gehen.«

»Willst du nicht wenigstens warten, bis deine Mutter nicht mehr ist?«

»Bei ihrem Lebensstil wird Mutter hundert. Das sind noch vierundzwanzig Jahre. Dann bin ich ein alter Mann, und die Grossmann AG hat keinen Marktwert mehr.«

»So eine Grausamkeit kannst du ihr nicht antun.«

»Ach, was weißt du denn von Grausamkeiten in unserer Familie? Ich war noch keine zehn, da wurde ich ins Internat abgeschoben, Sonia ebenso. Es ging immer nur um die Firma, das ›Imperium‹, wie sie es insgeheim nannte. Kinder waren ein notwendiges Übel, um das Imperium weiterzuführen.«

»Aus Rache willst du es zerstören?«

»Ich will nichts zerstören, ich will leben. Ohne diesen ganzen verlogenen Sermon von sozialer Verantwortung, ethischem Anspruch, Selbstdisziplin. Meine Mutter ist eine Tyrannin, und um ihr Gewissen zu beruhigen, lässt sie die Kinder ihrer Untertanen kostenlos Karussell fahren und Eishockey spielen. Aber ihre Zeit ist vorbei.«

»Wie kannst du so etwas sagen?«

Georg öffnete das Revers seiner Lederjacke und holte ein amtliches Schreiben aus der Innentasche. Dieter sah als Erstes das Siegel des Polizeipräsidenten von Nordrhein-Westfalen, »Anzeige wegen Diebstahls in minder schwerem Fall« stand darunter.

Ich war sehr überrascht, als ich von einem Kollegen aus der Psychiatrie zu Hilfe gerufen wurde. »Wir haben hier Friedeburg Grossmann von den Grossmann Werken«, sagte er am Telefon. Jedem war ihr Name bekannt. Ich hatte viel über sie, die erfolgreiche Unternehmerin und Wohltäterin, in den einschlägigen Zeitschriften gelesen.

»Könnten Sie einmal vorbeikommen? Sie leidet unter einer kardialen Dekompensation und Herzrhythmusstörungen.«

»Warum ist sie dann in der Psychiatrie?«

»Das erkläre ich Ihnen, wenn Sie sich ein Bild gemacht haben.«

»Wer hat mich empfohlen?«

»Frau Grossmanns Hausarzt.«

Ich fand die Informationen verwirrend und rief den Hausarzt an. Es war ein älterer Herr, ein sehr kompetenter Diagnostiker, der die Familie schon seit Jahrzehnten betreute. Er sprach in Schüben, als hätte er vor dem Telefonat vierzig Klimmzüge gemacht. »Da stecken die Kinder dahinter. Sie wollen sie entmündigen lassen. Ich habe versucht, der Sache einen Riegel vorzuschieben, aber dann haben sie die alte Dame kurzerhand in die Psychiatrie geschleift.«

»Als ich Frau Grossmann das letzte Mal gesehen habe, wirkte sie vollkommen gesund«, sagte ich. Allerdings lag diese Begegnung etliche Jahre zurück. Sie hatte bei einer Vernissage mit dem Baustadtrat geplaudert und mich mit einer geistreichen Bemerkung nebenbei begrüßt.

»Es sind ein paar Dinge vorgefallen. Vor etwa drei Monaten ist sie in verwirrtem Zustand in der Innenstadt aufgegriffen und von der Polizei nach Hause gefahren worden. Angeblich leidet sie unter Verfolgungswahn, und dann hat man sie beim Klauen erwischt. Als der Kaufhausdetektiv sie zur Rede stellen wollte, wurde sie ausfällig und schlug mit ihrer Handtasche auf ihn ein.«

»Ich kümmere mich darum«, sagte ich.

»Wären Sie so freundlich, mich auf dem Laufenden zu halten?«

»Selbstverständlich«, erwiderte ich und wollte auflegen.

»Noch etwas: Nehmen Sie sich in Acht.«

»Wieso?«

»Die Kinder haben eine ganze Batterie an einflussreichen Anwälten engagiert. Wenn Sie denen in die Quere kommen, gibt es Krieg.«

Friedeburg Grossmann lag in einem Einzelzimmer. Aus der resoluten, eleganten Dame war eine hexenhafte Greisin mit wirrem Haar und bekleckertem Seidennachthemd geworden. Ich zog einen Stuhl ans Bett und setzte mich. »Habe ich Ihnen gestattet, mich zu behelligen?«, fauchte sie mich an.

»Ich bin Dr. Möbius, wir kennen uns aus dem Tennisclub«, sagte ich ruhig.

»Da wird inzwischen Hinz und Kunz aufgenommen. Reicht, dass man dem Kassenwart einen Hunderter zusteckt, und schon kann man sich bei der vermeintlich besseren Gesellschaft anbiedern.«

»Ich bin als Arzt zu Ihnen gekommen.«

Sie blitzte mich aus ihren kleinen hellblauen Augen an. »Noch so ein Quacksalber. Was ist? Wollen Sie mich in die Zwangsjacke stecken? Mit Elektroschocks mundtot machen?«

»Wieso sollte ich Sie mundtot machen? Ich habe immer gerne mit Ihnen gesprochen.«

Einen Moment dachte sie nach, dann knurrte sie: »Ich bin nicht so vertrottelt, dass ich auf Schmeicheleien hereinfalle. Ich war mein Leben lang von Schmeichlern umgeben, die alle nur das eine wollten: unser Vermögen. Sie stecken mit denen unter einer Decke, oder?«

»Mit wem, bitte schön?«

»Das sage ich nicht.«

Ich überlegte, mit welcher Strategie ich in ihr psychotisches Gebäude eindringen konnte. Trotz aller Aggressivität schien sie meine Gegenwart als willkommene Abwechslung zu empfinden, also stand ich auf und sagte: »Wenn Sie meine Hilfe nicht wollen, dann werde ich Sie nicht länger stören.«

Sie warf ihren Kopf auf das Kissen zurück und verscheuchte mich wie eine lästige Fliege. Doch als ich an der Tür war, sagte sie: »Wenn Sie mir einen Gefallen tun wollen, dann holen Sie mich hier raus.«

»Dazu müsste ich Sie allerdings untersuchen. Ich brauche einen Befund, der eine Überweisung rechtfertigt.«

»Machen Sie, was Sie für richtig halten. Aber spritzen lasse ich mir nichts.«

»Wieso nicht?«

»Ich kenne das. Eine große Luftblase in die Vene, die wandert ins Herz – und bums: aus ist es.«

»Ich werde Ihnen keine Spritze verabreichen müssen.«

Ich betrachtete die Gesichtshaut, ihre Hände und Augen. Während ich das Unterlid vorsichtig herunterklappte, um die Bindehaut zu untersuchen, schienen ihre Äuglein mich zu durchbohren.

»Wollen Sie in mein Krankenhaus mitkommen?«

»Ich will nach Hause.«

»Ich fürchte, dafür ist es zu früh. Sie scheinen ernsthaft erkrankt zu sein.«

»Also gehören Sie doch zu dieser Bagage. Zuerst wollten sie mich vergiften, dann mit dem Lkw im Firmenhof überfahren, und weil das alles nicht geklappt hat, sperrt man mich in die Klapsmühle und entmündigt mich.« Sie schnellte mit ihrem Oberkörper hoch und fing zu deklamieren an. »Das Erbe Werner Grossmanns wird niemals untergehen. Dafür sorge ich!«, schrie sie. »Nicht einmal ein gedungener Mörder wie Sie wird sich mir entgegenstellen.«

Von dem Geschrei wurden zwei Schwestern aufgeschreckt, die hereingestürmt kamen.

»Raus, ihr Hexen. Nicht genug, dass ihr mir die Uhr und das Amulett geklaut habt.«

Die Schwestern schauten mich ratlos an. »Sollen wir sie sedieren?«, fragten sie.

»Nein, ich werde es noch einmal mit einem Gespräch versuchen.«

Ich schickte die Schwestern wieder nach draußen und beugte mich zu Frau Grossmann, die sich ein wenig beruhigt hatte.

»Uhr und Amulett sind Ihnen abhandengekommen?«

»Ja, aber das ist schon geraume Zeit her.«

»Dann können nicht die Schwestern den Diebstahl begangen haben.«

Sie verzog den Mund wie den Knoten eines Luftballons. »Da haben Sie wahrscheinlich recht. Kennen Sie sich aus mit Ermittlungen dieser Art?«

»Nein, ich ermittle nur Krankheiten.«

»Ich brauche keinen Schnüffler. Ich bin nicht krank.«

»Vielleicht nicht, aber um sicherzugehen, möchte ich noch einige Untersuchungen durchführen, und das kann ich am besten in meiner Klinik.«

»Ich will nach Hause.«

»Auch ich will, dass Sie so schnell wie möglich nach Hause kommen.«

Sie blickte mir in die Augen, und ein Anflug von kokettem Lächeln huschte über ihr Gesicht. »Wehe, Sie erlauben sich einen Spaß mit mir.«

Für Patienten ist es selten angenehm, wenn statt eines behandelnden Arztes ein ganzes Rudel an Medizinern, Auszubildenden und Studenten ans Bett tritt, wenn Symptome vorgeführt und der Kranke zum Anschauungsobjekt umfunktioniert wird. Allerdings ist diese Weitergabe von Wissen (bei der auch der ältere Arzt von den Beobachtungen der Jüngeren lernt) in der Praxis unverzichtbar. Ich bin ein glühender Verfechter des »Bed-Side-Teaching«, das ich bereits im ersten Jahr meiner Tätigkeit im Johanniter-Krankenhaus eingeführt hatte. Unser Stationsarzt war angesichts des ausfälligen Benehmens und der Verwirrtheit der Patientin konsterniert. »Sind Sie sicher, dass die bei uns richtig ist?«, raunte er mir zu. Ich schwieg, wartete, bis Frau Grossmann in einem Zimmer untergebracht war, und bat dann meine Gruppe aus sechs Studenten an ihr Bett mit dem Auftrag: »Bitte machen Sie sich ein Bild von ihrer Erkrankung. Ich lasse Sie jetzt mit der Patientin eine Viertelstunde allein.«

Kaum war aus dem Mund eines Studenten die erste Frage gekommen, fing Frau Grossmann zu krähen an: »Ich erkenne Sie wieder. Sie waren in das Attentat an John F. Kennedy verwickelt. Ich habe Sie im Fernsehen gesehen.« Sie wartete in der Folge mit einem Vokabular auf, das ich ihr nicht zugetraut hätte.

Selbst im Laborraum, in dem ich eine Blutprobe unter dem Mikroskop betrachtete – im Krankenwagen hatte der Sanitäter ihr tatsächlich eine Spritze in die Vene eingeführt, während sie mich bitterböse anblickte –, hörte ich ihre hohe Stimme. Mein Verdacht bestätigte sich, die Erythrozyten waren riesengroß.

Als ich die Studenten nach einer Viertelstunde aus dem Zimmer bat – neben Frau Grossmann war ein Gespräch nicht mehr möglich –, waren sie sichtlich mitgenommen, und ich machte mir Vorwürfe, sie ins kalte Wasser geworfen zu haben.

»Welche Schlüsse haben Sie aus Ihren Beobachtungen gezogen?«, fragte ich.

Die Ratlosigkeit war groß, bis ich auf einige Symptome hinwies: Blässe der Augenlider, die außergewöhnlich glatte Zunge, das gelblich fahle Hautkolorit.

»Blutarmut«, sagte ein junger Mann mit Bart, der »Kennedy-Attentäter«.

»Welche besondere Form liegt vor, wenn die Haut sich gelblich verfärbt, wenn also eine Auflösung der Erythrozyten stattfindet?« Ich zeigte ihnen den entsprechenden Blutwert.

»B_{12}-Psychose!«, riefen mehrere gleichzeitig.

B_{12} ist ein Vitamin, das zur Bildung von Blutzellen und zum Schutz des Nervensystems benötigt wird und das wir, bei gesunder Verdauung, aus Fleisch, Schalentieren, Milchprodukten und Eiern aufnehmen. Die Folgen eines Mangels sind Antriebslosigkeit, Denkstörungen, Gedächtnisverlust und Depression, in Extremfällen Demenz und Psychosen. Da das Vitamin gewöhnlich in ausreichenden Mengen in der Leber lagert, stellt sich ein Mangel erst schleichend ein und wird deshalb leicht übersehen.

Wir behandelten Frau Grossmann mit B_{12}-Präparaten, die wir per Injektion verabreichten. Ihre Herzleistung stabilisierte sich sofort, und auch die Verwirrtheit war nach vierzehn Tagen verschwunden.

Einige Monate später traf in meinem Büro ein langes Kuvert ein, der Absender war die Grossmann KG. Ich fand, von der Eigentümerin mit einem handschriftlichen Gruß versehen, eine Einladung zum fünfundfünfzigjährigen Firmenjubiläum. Als ich dort an einem Sonntag eintraf, herrschte auf dem gesamten Gelände ein buntes Treiben. Die Mitarbeiter waren mit ihren Familien gekommen und konnten sich an Kirmesbuden vergnügen. Die historische Fertigungshalle war mit Blumen dekoriert, dort fand der Festakt statt. Frau Grossmann trat ans Rednerpult, begrüßte Belegschaft und Ehrengäste und wies auf die Familientradition des Unternehmens hin. Sohn Georg, Tochter Sonia und Schwiegersohn Dieter, die sie auf der Bühne flankierten, schienen sich nicht ausnahmslos wohlzufühlen in ihrer Rolle. Die Patriarchin geriet in Hitze, sprach von den Pionierleistungen ihres verstorbenen Mannes und zeitlosen Werten, wobei sie immer wieder auf die altehrwürdigen Klinkerwände und die gusseisernen Maschinen deutete.

»So viel zur Vergangenheit. Aber interessanter ist natürlich die Zukunft.« Sie kündigte eine Kapitalerhöhung und massive Investitionen in den kränkelnden Sparten an. Die Belegschaft und die Lokalpolitiker applaudierten. Sonia und Georg betrachteten schmallippig die Spitzen ihrer polierten Schuhe, Dieter ließ befriedigt den Blick über die Maschinen und die vielen Köpfe der Zuhörer schweifen und nickte mir freundlich zu.

Auf Intensiv

Die Sonne blinkte zwischen den Tannen, deren Wipfel ein Sägezahnmuster auf die Fahrbahn warfen. In sanften Schleifen wand sich die schmale Landstraße den Hang hinab.

Vor einer Kurve trat ich die Kupplung, schaltete herunter, ich genoss die Fliehkraft, die mich Richtung Beifahrersitz schob, und während ich noch voll Dankbarkeit an die Freunde zurückdachte, die mich eben mit einem Frühstück bewirtet und getröstet hatten, kam plötzlich von links ein dunkler Schatten, wie ein Raubvogel, der den Sturzflug abfängt und zur Landung ansetzt. Ich hörte einen Knall, wurde gegen den Holm des Wagens geworfen, eine stählerne Ramme war in das Blech gefahren und hatte mich aus dem Sitz gehoben. Ich sah ein Phosphorleuchten und dann nichts mehr.

Als ich wieder zu mir kam, saß ich neben der Tür meines Autos, das, zu einem U verformt, im Graben hing. Ein roter Schleier hatte sich über die sonnigen Felder gelegt, und in meinem Kopf steckte ein Schmerz, der in die Rippen, die Schulter und den Magen ausstrahlte.

Ich erinnerte mich an das dunkle Knäuel, das in meine Tür eingeschlagen, in zwei Teile zerfallen und dann aus dem Sichtfeld des berstenden Seitenfensters verschwunden war. Ich drehte den Kopf. Auf der Straße lag in bizarrer Haltung ein Motorradfahrer. Im Gebüsch blinkte das Federbein des Vorderrades. Es stank nach Benzin.

Ich zog mich am Wrack meines Wagens hoch, wankte über die Fahrbahn, durch den Graben. Der Mann hatte seinen Helm auf, lag auf dem Rücken. »Hallo!«, sagte ich, aber mein Kiefer folgte meinem Willen nicht. Er klapperte und kam mir beim Sprechen in die Quere. Außerdem war meine Kehle verstopft, ich spuckte Blut.

Es ist merkwürdig, wie unser Körper das Funktionieren gewährleistet, wie in Notsituationen so viel Adrenalin ausgeschüttet wird, dass wir mit traumwandlerischer Sicherheit entscheiden und handeln. Der Motorradfahrer hatte keinen Puls. Für mich war klar, wenn ich das Herz nicht schnell wieder in Gang brachte, würden seine Hirnzellen durch den Sauerstoffmangel absterben. Er würde irreversible Schäden davontragen und schließlich sterben, weil aus dem Gehirn kein Impuls mehr kam, weder zum Herzmuskel noch zu anderen Organen.

Ich kniete mich neben ihn, öffnete den Reißverschluss seiner Ledermontur, setzte die Handflächen auf den Brustkorb und fing mit der Massage an.

Da hörte ich die gellende Stimme einer Frau: »Er bringt ihn um! Lassen Sie den Mann in Ruhe!«

»Ich bin Arzt«, sagte ich, und wieder klapperten meine Zähne, als hätte ich ein schlecht verklebtes Gebiss im Mund.

»Er schlägt ihn tot, Hermann, er schlägt ihn tot.«

»Wir brauchen einen Notarzt«, antwortete ich und hob den Kopf. Eine Frau in einem beigen Sommerkleid und ein Mann in kurzen Hosen, ein Fernglas auf dem Bauch, in der Hand einen Weidenkorb, standen vor mir. Er reichte mir ein Taschentuch, und die Frau wurde blass, griff instinktiv nach dem Arm ihres Mannes und wandte den Blick ab. »O Gott«, sagte sie, »o Gott, Hermann.«

Er presste mir das Taschentuch unter das linke Auge, auf

dem ich nichts sah, es blieb einfach kleben, und so konnte ich die Herzdruckmassage mit beiden Händen fortsetzen. Bei jeder Pumpbewegung war es, als schlüge man mir in die Rippen.

Was nach dem »Notprogramm« meines Instinkts vollkommen vernünftig war, muss auf die Polizisten und die Rettungssanitäter, die am Unfallort eintrafen, wie das Tun eines Wahnsinnigen gewirkt haben.

Als der Notarzt sich über mich beugte, sagte ich: »Er muss reanimiert werden. Ich heiße Möbius, bringen Sie mich in meine Klinik. Johanniter-Krankenhaus, Bonn.«

Man hob mich mit der Trage in einen Ambulanzwagen, wo sie mit einem Klacken in der Führungsschiene einrastete, und ich verschwand im Heck.

»Zu weit«, erwiderte der Notarzt.

Mehrere Hände machten sich an meinem Gesicht zu schaffen. »Ich muss telefonieren«, sagte ich und versuchte mit den Unterarmen zu gestikulieren, die festgeschnallt waren.

»Bleiben Sie liegen.«

»Was ist mit dem Mann?«

»Um den kümmern wir uns.«

»Ich muss telefonieren.« Noch immer klapperten meine Zähne, und das Blut rann mir schneller in die Kehle, als ich schlucken konnte. Ich war gefesselt, aber ich diktierte die Nummer des Johanniter-Krankenhauses und die Nummer unseres Chirurgen. Ein Sanitäter hielt mir den Hörer ans Ohr.

»Wir bringen Sie nach Remagen«, sagte der Notarzt.

Endlich hörte ich die vertraute Stimme von Dr. Haan, unserem Chirurgen.

»Was ist?«, fragte er. »Warum reden Sie so komisch?«

»Ich hatte einen Unfall, ihr müsst euch für eine Notoperation bereitmachen.«

»Welche Verletzungen?«

»Kieferbruch, glaube ich. Die sagen mir nichts Genaues.«

»Geben Sie mir mal den Notarzt.«

Dieser schaute mich entnervt an. Er schilderte meine äu-
ßerlichen Verletzungen, sagte mehrmals: »Das ist noch nicht
klar«, dann: »Ich hoffe nicht, nein, ich hoffe nicht … Wir machen die Erstversorgung.«

»Aber danach will ich sofort nach Bonn«, fiel ich ihm ins
Wort.

Während ich mit dem Rettungswagen über die Land-
straßen gefahren wurde, hörte ich das Martinshorn, das zu
meinem Alltag gehörte. Nun klang es wie die beruhigende
Tonspur, auf der wir uns sicher und kontrolliert bewegten.
Meine Gedanken waren klar und unaufgeregt und gingen
die Diagnose durch. Ich musste mehrere Platzwunden und
Prellungen, vielleicht auch Brüche haben. Wahrscheinlich
eine Kopfverletzung. Hoffentlich keine Hirnblutung, dachte
ich. Was ist mit dem Motorradfahrer? Ich darf nicht sterben,
das würde meine Mutter nicht überleben, nicht jetzt.

Ich wurde in der Klinik in Remagen in den Operationssaal
geschoben, schon vorher hatte man mir ein leicht sedieren-
des Mittel gegeben, und somit sind meine Erinnerungen an
die Behandlung etwas verschwommen. Allerdings weiß ich,
dass ich mir danach einen Handspiegel geben ließ, und von
meinem Spiegelbild konnte ich ableiten, was der Chirurg getan hatte: In einer breiten, kahl geschorenen Schneise meines Haupthaares sah ich die Naht, mit der man eine lange,
skalpierende Wunde verschlossen hatte, weitere Nähte waren an Stirn, Jochbein und Mund. Der Hautlappen, der mir

auf dem linken Auge die Sicht genommen hatte, war wieder oben an der Braue befestigt.

Am Sonntagnachmittag um fünf – seit dem Unfall waren sechs Stunden vergangen – erreichten wir das Johanniter-Krankenhaus in Bonn, »mein« Krankenhaus. Erstmals sah ich den braunen, klobigen Bau aus der Horizontalen und rollte durch die Notaufnahme. Ich hatte nicht darüber nachgedacht, welche Folgen es haben würde, dass der Mann, der am Freitagabend als Chef gegangen war, nun, zwei Tage später, als Patient zurückkam.

Unsere Oberärztin der Abteilung, Frau Dr. Krupke, kümmerte sich sofort um ihren »lädierten« Chef. Sie hatte Mühe, bei meinem Anblick die professionelle Distanz zu wahren. Ich schien zu wimmern, denn sie spritzte mir Dolantin. Schmerzmittel dieser Art lösen bei mir Übelkeit und Brechreiz aus. Es schoss ein roter Schwall aus meinem Mund, der den Boden der Ambulanz in einen See verwandelte. Das brachte aber Erleichterung.

Die Kollegengruppe in unserem Krankenhaus entschied nach Rücksprache, dass ich sofort in die Neurochirurgische Universitätsklinik verlegt werden müsse. Dort lief die Routinediagnostik zügig ab. »Wie sieht das Computertomogramm meines Hirns aus?«, fragte ich. »Sie hatten Glück!« Dann erfolgte eine Pause, das Team beriet sich, und man eröffnete mir: »Wir müssen allerdings umgehend operieren, vor allem um den weiteren Blutverlust zu stoppen.«

Das war ein Problem. Wenn man die Blutungen nicht stoppte, würde ich, je nach Dauer und Art der Operationen, Transfusionen bekommen. Wir waren im Jahr 1985, man hatte das Aidsvirus entdeckt, aber auch andere Infektionskrankheiten konnten sich in den Blutkonserven verstecken. »Ich will kein Fremdblut«, sagte ich dem Anästhesisten, der die Operation vorbereitete.

»Sie haben mindestens zwei Liter verloren, und wir haben noch gar nicht angefangen«, sagte er gereizt.

»Keine Transfusionen, ich halte das aus.«

»Niemand hält das aus.«

»Ich komme vom Höhentraining für den Himalaya, meine Erythrozyten-Produktion ist besonders angeregt.«

»Das kann ich nicht verantworten. Wenn Ihnen etwas passiert, dann …«

»Hören Sie, ich bin nicht ein Zeuge Jehovas, ich bin zwei Zeugen Jehovas.«

Der Anästhesist schaute mich verunsichert an und setzte brummend die Narkose fort. Ich schlief ein, ohne zu wissen, ob man transfundierte oder nicht. Mein letzter Gedanke war: Hoffentlich nicht, kein fremdes Blut, bloß keine Hepatitis- oder gar HIV-Erreger.

Als ich aus der Narkose erwachte, war es dunkel. Ich war in einer fremden Umgebung. Neben mir blinkten die LED-Leuchten verschiedener Apparate. Die Operation hatte mehrere Stunden gedauert, eine junge, blonde Frau war bei mir. Sie stellte sich lächelnd als Intensivschwester Ute vor. Berauscht von den Nachwirkungen des Narkotikums und der Tatsache, dass ich noch lebte, dass ich auf beiden Augen sah, empfand ich einen Moment euphorischer Schwerelosigkeit. »Habe ich fremdes Blut bekommen?«, wollte ich fragen, brachte aber nur ein kehliges Röhren hervor. Ein Schlauch kitzelte an meinem Gaumenzäpfchen, ich kämpfte mit Brechreiz und bekam keine Luft. Wegen meines Oberkieferbruchs hatte man diesen am Unterkiefer mit Silberdrähten fixieren müssen. Der Mund war also verschlossen, ein Nasenloch durch den Schlauch verstopft, aus dem Blut, Schleim und Magenflüssigkeit abflossen. Zur Atmung blieb mir nur das andere Nasenloch, das aber durch die Schwellungen ebenfalls verengt war.

Als ich sah, dass die Schwester ein Schmerzmittel in die Infusionen spritzen wollte, gab ich einen Protestlaut von mir. Sie drehte sich nach mir um. Ich schüttelte den Kopf.

»Wollen Sie den Helden spielen?«, fragte sie.

Ich schüttelte wieder den Kopf.

Ich musste die Panik niederkämpfen – und den Brechreiz. Ich bekam zu wenig Luft durch das eine verklebte Nasenloch. Es fühlte sich an, als wäre ich unter Wasser, mit einem Schnorchel vom Durchmesser einer Kanüle. Mein Herz fing zu rasen an, und sofort wurde der Sauerstoffbedarf größer. »Ganz ruhig«, sagte die Schwester. »Ein, aus, ein, aus«, sagte sie, spitzte die Lippen und pustete mir vernehmlich einen gleichmäßigen Atemrhythmus vor. Ich dachte an die Vietcong aus Peter Scholl-Latours *Der Tod im Reisfeld*, wie sie sich unter der Wasseroberfläche der gefluteten Felder versteckten, nur durch ein Schilfrohr atmend. Der Durchmesser meines Nasenlochs war auch nicht kleiner, es musste also zu schaffen sein. Ich konnte der Schwester nicht erklären, dass ich nicht den Helden spielen, sondern meine Haut retten wollte, dass Schmerzmittel Brechreiz bei mir auslösen. Und würde ich mich erbrechen, wäre das mein sicherer Tod. Es wäre unmöglich, die Verdrahtung schnell genug zu öffnen, innerhalb weniger Minuten würde ich ersticken. Meine Mutter würde nach meinem Bruder und meinem Vater nun auch noch mich verlieren.

Die Schwester schaute mich an – mit ihren großen blauen Augen schien sie mich zu hypnotisieren. Ein, aus, ein, aus, sagte ich mir still vor, und ich spürte, wie meine Atmung sich der ihren anpasste. Ich verfiel in einen traumähnlichen Zustand, der mich davontrug, in eine Landschaft aus klaren, fernen Bildern, mein Absturz an einer Eiswand, der Verlust eines Freundes in einer Gletscherspalte, der tödliche Sturz eines anderen an der Königspitz-Nordwand. Und natürlich dachte ich immer wieder an meine Mutter, neben dem Bett, in dem mein toter Vater lag. Doch die dramatischen Bilder hatten ihren Schrecken verloren, sie waren entrückt, und mir war, als würde ich sie zum ersten Mal im richtigen Licht sehen.

Drei Tage waren vergangen, man hatte mich auf die Normalstation verlegt, und die Schwestern fragten mich, warum ich nie klingeln würde, es sei doch undenkbar, dass ich keine Bedürfnisse hätte. »Dem Leben zurückgegeben ist der Mensch zuerst des Teufels«, schreibt Peter Bamm, Lazarettarzt auf dem Russlandfeldzug. Und so antwortete ich: »Ich kann doch nicht jedes Mal, wenn ich Sehnsucht nach euch habe, klingeln. Aber falls *ihr* Sehnsucht habt – ihr wisst, wo ihr mich findet.« Dies nuschelte ich durch meinen verdrahteten Mund. Mit dem marmorierten Gesicht eines Pandabären, wie eine der Schwesternschülerinnen bemerkte.

Ein Krankenhausaufenthalt ist immer ein Einschnitt im Leben. Man ist plötzlich aus der Routine und einem verlässlichen Koordinatensystem gerissen. Man hat Zeit zum Nachdenken, unendlich viel Zeit.

Mein Bruder war fünfzehn Jahre vorher verunglückt – und seinen schweren Kopfverletzungen erlegen. Vor wenigen Tagen war mein Vater gestorben. Ein Zufall? Oder war ich unaufmerksam, waren meine Reflexe beeinträchtigt gewesen?

Aber welche Chance hätte ich gehabt, dem Motorrad auszuweichen? Ich erfuhr, dass der Mann, vierundzwanzigjährig, noch an der Unfallstelle verstorben war.

Die Tage auf der Intensivstation, »auf Intensiv«, wie es im Krankenhausjargon heißt, haben mein Leben und vor allem mein Bewusstsein als Arzt grundlegend verändert. Erst seit damals weiß ich wirklich, wie der Patient sich fühlt, der hilflos ans Bett gefesselt und der Meinung und dem Willen fremder Menschen unterworfen ist. Wenn er für die einfachsten und intimsten Verrichtungen auf die Hände und die Geduld anderer angewiesen ist. Es war ein kompliziertes Unterfangen, mich zu waschen oder umzubetten, denn neben den Kopfverletzungen und Frakturen hatte ich auch Prellungen und Schürfwunden am ganzen Körper. Ich als Arzt konnte die Diagnosen und Behandlungen fachlich einschätzen, zudem wurde mir sicher eine besondere Zuwendung zuteil. Ein Durchschnittspatient ist in einer solchen Notsituation, umgeben von fremdem Vokabular, noch um ein Vielfaches ohnmächtiger.

Ich weiß seitdem auch, wie leicht ein Patient sich als minderwertiger Mensch fühlt, als jemand, der »abgeschrieben« wird. Noch während ich im Krankenhaus lag, kam mir zu Ohren, dass ehrgeizige Ärzte anriefen und fragten, ob es sinnvoll wäre, sich auf meine Stelle zu bewerben. Nicht einmal Max, der Hund meiner Partnerin, hatte noch Respekt vor mir. Wir hatten immer ein sehr inniges Verhältnis gehabt, doch als er mich auf einen meiner ersten Ausflüge nach draußen begleitete, wirkte er ziemlich gleichgültig. Wenn ich dann mit meinem verdrahteten Mund einen Satz durch die Zähne quetschte, der so ähnlich klang wie: »Max, komm einmal her!«, dann wandte er sich ab, hörte auf, mit dem Schwanz zu wedeln, und strafte mich mit Verachtung. Auch später, als es mir wieder besser ging und mein Mund befreit war, wiederholte ich dieses Experiment mit ihm: Nuschelte ich wie nach der OP, zeigte er mir die kalte Schulter, sprach ich in deutlichem Befehlston, dann trabte er schwanzwedelnd auf mich zu. Nach einer Woche wurde ich in »mein Heimatkrankenhaus« zurückverlegt.

Es gab kleine Gesten, die zu Glücksmomenten wurden: der Kakao, den mir Schwester Anna-Luise jeden Morgen um sieben Uhr brachte, die Trage Kölsch, die Willi Schönemann mit der Bemerkung »Muss ja keiner sehen« ins Zimmer schmuggelte und im Schuhfach versteckte. Willi, Hausfaktotum und Bonner Original, hatte sich immer schon Sorgen gemacht, dass ich »zu wenig auf den Rippen« hatte (ein Problem, mit dem er selbst nicht zu kämpfen hatte), und so kam er ein anderes Mal mit verschwörerischer Miene frühmorgens ins Zimmer, setzte sich mit einem Strahlen neben mein Bett und sagte: »Hier, kucken Sie mal.« Er zog ein silbernes Päckchen aus der Tasche, löste die Folie, das betörende Aroma eines goldbraun gegrillten Hähnchens vertrieb den Geruch von Medikamenten und Desinfektionsmitteln. Durch meinen verdrahteten Mund, den Magenschlauch im Nasenloch, sagte ich: »Willi, wie soll ich das denn essen?« Die Bestürzung in seinem Gesicht, das Mitgefühl, das ihn fast zum Weinen gebracht hätte, wird mir immer in Erinnerung bleiben. »Ich Dussel, tut mir leid.«

Vierzehn Tage nach der Operation war ich wieder in der Lage, alleine auf Toilette zu gehen. Ich versuchte, mich aufzurichten, langsam zu atmen und einen Schritt vor den anderen zu setzen. Ich trat hinaus auf den Korridor, grüßte die anderen Patienten und warf einen Blick aus dem Fenster: Der Sommer neigte sich dem Ende zu, die ersten Blätter wurden gelb. Es berührte mich eigentümlich, dass der Herbst kam.

Da fuhr es plötzlich in meinen Rücken. Hinter dem Herzen ein Stich, dass es mir die Luft nahm und ich fast kollabiert wäre. Ich schaffte es, mich auf eine Holzbank zu setzen. Ein Geweberiss? Ein Infarkt? Verglichen mit diesem Schmerz waren alle anderen Beschwerden nach dem Unfall erträglich gewesen. Niemand nahm Notiz von mir, ich stützte mich nur auf der Armlehne ab und konzentrierte mich darauf, nicht ohnmächtig zu werden. Nach einer Weile erhob ich mich mit zitternden Knien und wankte zurück in mein Bett.

»Durch die Rippenfraktur hatte es in Ihren Rückenraum geblutet. Dann bilden sich Verwachsungsstränge, von denen wohl einer gerissen ist. Die schlagen wie eine Peitsche auf das hochempfindliche Rippenfell. Schmerzhaft, aber unbedenklich«, klärte mein Chirurg mich später auf.

Als ich nach einem Monat entlassen wurde, stand mir eine Reha-Maßnahme bevor. Meine Schwester setzte sich mit mir in ein Café am Markt, jeder bestellte eine große Tasse heiße Schokolade. Wir hatten auch große Lust auf Apfelkuchen mit Sahne, doch das Kauen bereitete mir noch immer große Schmerzen. Ich verzichtete daher, meine Schwester tat es mir nach, eine Geste der stillschweigenden Solidarität. Sie betrachtete mich eindringlich und fragte: »Was lastet dir auf der Seele?«

»Die Vorstellung, wieder in eine Klinik zu gehen, diesmal zur Rehabilitation, umgeben von all den Gebrechlichen, Pflegern, Krankengymnasten …«

»Du sollst doch nur deine Muskulatur wieder aufbauen. Dazu brauchst du keine Klinik und keine Physiotherapie. Warum fliegst du nicht nach Gran Canaria? Dort ist immer noch Sommer, du kannst schwimmen, Tennis spielen, laufen.«

Ratschläge meiner Schwester habe ich schon immer ernst genommen, vor allem wenn sie mir so verlockend erschienen.

Ein paar Tage später war ich auf der imposanten Insel mit ihrem zerklüfteten Vulkangestein und dem lauen Klima. Ich stürzte mich in die Wellen und ließ mich treiben. Allerdings hatte ich die Veränderungen in meinem Körper unterschätzt. Als ich zurück an den Strand schwimmen wollte, trieb mich die Strömung immer wieder ab. Mir gingen die Kräfte aus, und als ich es endlich bis in Ufernähe geschafft hatte, geriet ich in die hohe, sich brechende Brandungswelle. Sie zog mich in die Tiefe, ich verlor die Orientierung, kämpfte mich an die Oberfläche, wurde wieder überspült und schluckte reichlich Wasser.

Als ich schließlich keuchend am Strand saß, kam mir zuerst ein Schub klares Seewasser hoch, ich hustete und nieste, und schließlich warfen meine Lungenflügel, Bronchien und Nebenhöhlen in einem roten Schwall all das aus, was sich bei und nach dem Unfall dort angesammelt hatte.

Ich erhob mich, warf einen Blick über das weite Blau, über das schwarze Vulkangestein, die weiß getünchten Hotelmauern und den azurblauen Himmel. Das hätte meinem Vater gefallen, dachte ich, schloss die Augen und sog die frische Luft tief in die Lungen. Ich war erfüllt von einem Gefühl der Dankbarkeit und freute mich auf das erste Frühstück in meinem neuen Leben.

Der Kaffeehausgast

In allen gastronomischen Betrieben dieser Erde mischen sich klapperndes Geschirr, halblaute Gespräche, vereinzelte Lacher und knallende Türen zu einer mehr oder weniger enervierenden Geräuschkulisse. Nicht so im Wiener Kaffeehaus. Die weitläufigen Räumlichkeiten mit ihren alten Holzvertäfelungen bilden einen dämpfenden Resonanzraum für raschelndes Zeitungspapier und die geraunten Sottisen der Gäste, aus denen durch das akzentuierte »Bitte, sofort der Herr« des Obers eine Symphonie mit Ewigkeitsanspruch entsteht.

In meinem Jahr als Sekundararzt im Wiener Wilhelminenspital verkehrte ich häufig im »Hawelka«, im »Landmann« und vor allem im »Sperl«. In Letzterem fiel mir ein Mann auf, der in einem etwas speckigen Mantel und Schal jeden Nachmittag am Fenster saß. Die Selbstverständlichkeit, mit der ihm »Kamillentee« – für einen standesbewussten Kellner eher ein Affront – und die Lieblingszeitungen serviert wurden, verriet, dass er den Rang des Stammgastes bekleidete.

Als er einmal in eine Schachpartie mit sich selbst vertieft war, sagte ich: »Da haben Sie Weiß aber ganz schön aufs Glatteis geführt.«

»Wie bitte? Schwarz hat einen Turm verloren und ist von den Bauern eingeschnürt.«

Ich stand auf und trat an seinen Tisch. »Erlauben Sie, dass ich mich einen Moment setze?«

Er zog die Brauen hoch und musterte mich. Er mochte Ende vierzig sein, auch wenn er durch sein schütteres Haar und die hängenden Schultern etwas ältlich wirkte: »Sie wissen, dass man ins Kaffeehaus geht, wenn man zum Alleinsein Gesellschaft braucht.«

Ich wertete das als Einladung und nahm Platz. Dann zeigte ich ihm, mit welcher Attacke die dezimierten schwarzen Figuren Weiß Schachmatt setzen konnten.

»Kompliment«, sagte er. »Darf ich mich vorstellen: Moritz Reichmann.« Ich nannte ebenfalls meinen Namen und schüttelte ihm die Hand. Ich erfuhr, dass er »Jus«, wie man in Österreich die Juristerei nennt, studiert hatte. Ich sah eine Menge von Büchern neben dem Schachbrett, vor allem Literaten der späten K.-u.-k.-Monarchie, aber zu weiteren Auskünften über seine Person sah der Mann sich nicht veranlasst.

»Vielleicht werden wir bald wieder das Vergnügen haben, Sie scheinen hier ja Stammgast zu sein«, sagte ich zum Abschied.

»Weit gefehlt, ich komme nur ab und zu auf einen Sprung vorbei.«

In Wahrheit saß er täglich von siebzehn bis neunzehn Uhr an seinem Tisch am Fenster, und war dieser einmal belegt, dann suchte er sich kopfschüttelnd, empört und offenkundig beunruhigt über eine ins Chaos driftende Welt einen anderen Platz.

Mitte der Achtzigerjahre war ich Chef im Bonner Johanniter-Krankenhaus, und unter den Patienten hatten wir zahlreiche Abgeordnete, Minister und Botschaftsangehörige. Als ich an einem Herbsttag meine Sprechstunde abhielt, kündigte meine Sekretärin einen Patienten mit unklarer Bauch-

symptomatik an. Als der Mann eintrat, erkannte ich ihn sofort. Er hatte schütteres Haar, hängende Schultern und eine
starke Hornbrille, durch die er mich mit seinen kurzsichti-
gen Augen anblinzelte. Es waren fünfzehn Jahre vergangen,
der Schal und der abgeschabte Mantel waren verschwunden,
aber es war unverkennbar Moritz Reichmann, der Mann aus
dem »Sperl«.

»Feines Tuch«, sagte ich, auf seinen maßgeschneiderten
Anzug deutend.

Er zuckte mit den Achseln: »Widrige Umstände zwingen
mich zu dieser Posse. Ich bin jetzt an der Botschaft tätig.«

Er erklärte mir seine Beschwerden: Fieber und diffuse
Bauchschmerzen. Ich bat ihn, sich freizumachen und auf der
Liege auszustrecken. Dann tastete und hörte ich seinen Bauch
ab, der mir leicht gebläht erschien. Wenn der Verdauungs-
trakt gut arbeitet, hört man im Stethoskop eine ganze Symphonie aus Geräuschen, Gurgeln, Knurren, Plätschern. Bei
Herrn Reichmann waren die Geräusche verhalten und dumpf.

»Wie lange haben Sie das Fieber schon?«, fragte ich.

»Drei, vier Tage.«

Ich sah, dass er eine Narbe am Bauch hatte, die aber für
eine Blinddarmoperation zu hoch lag. »Könnte Appendizitis
sein«, sagte ich.

»An den Blinddarm habe ich auch schon gedacht.«

Ich schaute ihn aufmerksam an. »Ich dachte, Sie wären
Jurist?«

»Ich habe meine bescheidenen Studien getrieben.«

»Privatstudien?«, fragte ich lachend, denn als seine Bücher-
stapel im Kaffeehaus meine Neugier erregt hatten, hatte er
knapp geantwortet: »Privatstudien.«

Er nickte.

»Haben Sie diese Beschwerden zum ersten Mal?«

»Mit der Verdauung plage ich mich schon lange herum.«

Ich betrachtete die Fettpolster an seinen Hüften und die schlaffe Muskulatur. »Ein wenig Bewegung würde Ihrem Stoffwechsel guttun. Sport treiben Sie nicht, oder?«

Er schaute mich genauso entgeistert an wie einen unkundigen Fremdling im »Sperl«, der seinen Tisch okkupiert hatte. »Herr Doktor, ich bitte Sie, haben Sie meine Füße gesehen? Sie glauben doch nicht, dass ich damit joggen gehe.«

Er hatte tatsächlich auffällige Plattfüße. »Und waren die Beschwerden schon öfter von Fieber begleitet?«

»Vor drei, vier Jahren war es schon einmal ähnlich. Aber damals war ich auf einem heiklen Auslandseinsatz, und da war es der Stress, der mir auf den Magen schlug.«

Ich machte mir weniger Sorgen um den Magen als vielmehr um den Darm.

»Wir sollten Sie genauer untersuchen. Das Fieber deutet auf eine Entzündung hin, und das kann im Darm zu Komplikationen führen. Vielleicht leiden Sie unter Divertikeln.«

»Sie wollen mich doch nicht hierbehalten!«

»Mir wäre wohler.«

»Aber mir nicht. Ich verabscheue Krankenhäuser. Und morgen habe ich ohnehin einen unaufschiebbaren Termin.«

Ich konnte ihn nicht zwingen, sich einliefern zu lassen, aber ich bat ihn, die Sache nicht auf die leichte Schulter zu nehmen.

Es vergingen mehrere Monate. Ich rief in der Botschaft an, um mich nach Herrn Reichmanns Befinden zu erkundigen, doch man teilte mir mit, er sei auf Dienstreise.

Weihnachten kam, ich fuhr in die Berge zum Skilaufen und kehrte ausgeruht und gut gelaunt in meine Klinik zurück.

Dort erwartete mich Moritz Reichmann. »Sie sind mir ein schöner Doktor«, sagte er. »Wenn man Sie braucht, frönen Sie Ihren Hobbys.«

»Ich wollte mir den Urlaub von Ihnen genehmigen lassen, aber Sie waren Ihrerseits verreist.«

Reichmann lächelte.

»Was hat Sie zum Umdenken bewogen?«, fragte ich.

»Über die Feiertage habe ich gesündigt, und jetzt schmerzt der Bauch ein wenig.«

Ich fühlte seine Stirn. Er hatte hohes Fieber.

»Haben Sie Medikamente genommen?«

»Nur ein Abführmittel. Normalerweise hilft das auch, aber diesmal sind die Schmerzen geblieben – und auch das Fieber.«

Ich war beunruhigt. Denn Entzündungen im Darm können zu Verklebungen, Verschlüssen und zu Perforationen führen, die im Extremfall lebensbedrohlich sind.

Wir verabreichten Antibiotika, röntgten den Bauch und betrachteten ihn mit Ultraschall. Es war nichts Auffälliges zu erkennen. Trotzdem bat ich Herrn Reichmann, ein paar Tage zur Beobachtung zu bleiben. Diesmal willigte er ein.

Nachdem die Entzündung anfangs zurückgegangen war, verschlechterte sich der Zustand des Patienten. Die Nachtschwester erzählte mir, in der Nacht hallten markerschütternde Schreie aus seinem Zimmer. Als ich Reichmann am nächsten Tag nach den Schmerzen fragte, sagte er, es gehe ihm besser. »Aber Sie haben geschrien.«

»Das war nicht der Bauch, das muss ein Albtraum gewesen sein.«

Es war klar, dass er mir irgendetwas vorenthielt. Er war zwar immer zu einem Gespräch und zu Späßen aufgelegt, aber seine persönlichen Angelegenheiten sparte er dabei elegant aus. Ich wusste nichts über seine familiäre Situation, nicht einmal, ob er verheiratet war.

Er hatte aus seiner jüdischen Abstammung nie einen Hehl gemacht, aber wie er die Nazi-Zeit überlebt hatte, war mir ebenfalls nicht bekannt. Hatten seine Eltern ihn ins Ausland geschickt?

Viele Juden, die den Holocaust überlebt hatten, fühlten sich schuldig, weil sie überlebt hatten.

Inzwischen war Moritz Reichmanns Zustand so bedrohlich geworden, dass ich einen Chirurgen hinzugezogen hatte. Wir hatten die gesamte Diagnostik wiederholt, aber den Entzündungsherd nicht lokalisieren können. »Es wird uns nichts anderes übrig bleiben, als den Bauch zu öffnen und nachzusehen«, sagte der Chirurg, »aber einfach so ins Blaue hinein …«

Als ich nach meinem Dienst am Abend noch einmal zu Moritz Reichmann aufs Zimmer ging, um ihm das mitzuteilen, lag er im Dunkeln und starrte aus dem Fenster.

»Störe ich?«, fragte ich.

»Nein, nein.«

Ich war ein wenig unschlüssig, denn er hatte nur aus Höflichkeit verneint. Der Lichtkeil, der durch die halb geöffnete Tür auf sein Bett fiel, ließ seinen gewölbten Bauch hervortreten. Das weiße Bettlaken, die weißen Wände und die weiß lackierten Fensterbretter gingen im Zwielicht über in die Winterlandschaft, die vor den Klinikmauern lag.

Es hatte tags zuvor zu schneien begonnen, anfangs feine Flocken, dann immer dichter. Ein eisiger Wind rüttelte an den Fensterrahmen und wehte den Schnee in feinen Schlieren um die Laternen.

»Wir können auch morgen reden«, sagte ich. »Gute Nacht.«

Er gab mir keine Antwort, verabschiedete mich aber auch nicht. »Komisch«, sagte er plötzlich, »als Kind war mir im Bett so wunderbar behaglich zumute, wenn es draußen schneite, die Wärme sich in den Daunen ausbreitete und mich ganz und gar einhüllte. Das Dach über dem Kopf, die heißen Kohlen im Ofen, die Stimmen meiner Eltern in der Stube, meine Schwester, die ihre Etüden auf dem Klavier übte, und dann dieses sanfte Hinübergleiten in Morpheus' Arme.«

Auch ich kannte das Gefühl von Behaglichkeit aus meiner Kindheit. So intensiv war es später nie wieder gewesen.

An der Dachrinne vor Reichmanns Fenster hingen lange Eiszapfen, die mich an die Eiszapfen erinnerten, von denen mir mein Vater erzählt hatte. Sie hatten in den Waggons des Lazarettzugs von der Decke gehangen und drohten vor Stalingrad auf die Verletzten zu fallen. Ich beschrieb Reichmann die Szene.

»1942/43, an den Winter kann ich mich gut erinnern«, sagte er. »Der Schnee war überall, drang durch jede Ritze, ja selbst durch die geschlossenen Lider, fein wie Sand in einem Wüstensturm. Wir lagen so dicht, dass wir einander abschirmten, ein einziges Knäuel aus Menschenleibern, und trotzdem wurde uns nicht ein einziges Mal warm.«

Ich schloss die Tür hinter meinem Rücken und setzte mich auf den Stuhl neben Reichmanns Bett. Meine Augen gewöhnten sich langsam an das metallische Licht, das der Schnee abstrahlte.

»Normalerweise drehten sich unsere Gespräche nur ums Essen, um einen Kanten Brot, den man sich zusätzlich erträumte, den man aufgehoben, versteckt hatte. Nun redeten wir seit Wochen nur noch von Wärme, von den Stränden Odessas, von Kamelhaarmänteln, von Kachelöfen, glühenden Kohlen.«

Mir schossen unzählige Fragen durch den Kopf. In welchem Lager er gewesen war, wie er überlebt hatte, wie er es geschafft hatte, sich wieder in Wien und dann in Deutschland anzusiedeln. Wie konnte man diese Sprache sprechen, die Wörter wie »Endlösung«, »unwertes Leben«, »Herrenrasse« hervorgebracht hatte? Aber jede dieser Fragen kam mir indiskret und banal vor, gemessen an den Bildern, die in Reichmanns Kopf aufstiegen.

»Kennen Sie den Witz von Moishe und dem Obersturmbannführer?«, fragte er plötzlich.

»Nein.«

»Der siebenjährige Moishe ist im Konzentrationslager und wird vom Obersturmbannführer angesprochen: ›Moishe, wenn du errätst, welches meiner beiden Augen das Glasauge ist, wirst du freigelassen.‹ – ›Oh, Herr Obersturmbannführer, das rechte.‹ – ›Woher weißt du das? Hat dir das jemand erzählt?‹ – ›Nein.‹ – ›Dann sag mir, wie du darauf kommst.‹ – ›Herr Obersturmbannführer, es blickt so gütig.‹« Er lachte ein wenig gequält. Ich habe jüdische Witze immer geliebt, aber diesmal konnte ich nicht mitlachen.

»Wie lange haben Sie Ihre Beschwerden wirklich?«, fragte ich. »Seit damals?«

»Nein. Sie kamen in den Sechzigerjahren, als es mir besser ging.«

»Deshalb Ihr Kamillentee?«

Er wandte mir den Kopf zu. »Daran erinnern Sie sich?«

Ich wollte aufstehen, ich wollte aber gleichzeitig die gespannte Stille nicht stören. Draußen auf dem Flur rollte mit leisem Quietschen ein Medikamentenwagen vorbei, man hörte die Schritte der Schwester, eine Tür, die zugeschlagen wurde.

»Ich stand, wann immer ich eine freie Minute hatte, am

174

Gleisbett und schaute auf die Schienen, dieses monotone Muster der schwarzen Schwellen im weißen Schnee, die parallelen Stahlstränge, die zu einer schmalen Linie wurden, über der Abend für Abend die Sonne niedersank. Schnurgerade Richtung Westen ging dieser Strang, und ich dachte, ich muss ihm einfach nur folgen, immer geradeaus laufen, und dann komme ich zurück in mein altes Leben. Irgendwann rollte ich tatsächlich über diese Schienen. Aber das alte Leben gab es nicht mehr. Das Lager habe ich mitgenommen, es ist Tag und Nacht in mir.«

Nach einer längeren Pause sagte ich: »Ich war gekommen, um mir noch einmal Ihren Bauch anzusehen.«

»Vielleicht besser, als die ollen Kamellen aufzuwärmen.«

Ich tastete behutsam den aufgetriebenen Darm ab, drückte vorsichtig mit den Fingerspitzen, und Reichmann entfuhr ein Schrei.

»Wir können nicht mehr warten«, sagte ich, »wir müssen operieren.«

Er nickte. »Das habe ich befürchtet.«

Ich stand auf und verabschiedete mich. »Machen Sie sich keine Sorgen, der Chirurg ist exzellent. Er wird nichts herausschneiden, was nicht unbedingt herausmuss.«

»Von mir aus kann er den ganzen Wanst haben. Bauchschmerzen habe ich erst, seit ich einen Bauch habe. Die Diät im Lager war offensichtlich gesünder.«

Er lachte wieder gezwungen. Ich dachte nach, denn er hatte mir einen wichtigen Hinweis gegeben. Darmbeschwerden werden oft durch schweres und üppiges Essen verstärkt.

»Wo haben Sie eigentlich die Narbe her?«, fragte ich, »von einer Operation stammt die nicht, oder?«

»Nein. Sie haben schon ganz richtig erkannt, dass auch ich ein wenig von Medizin verstehe. Vor dem Krieg habe ich vier Semester studiert, und das hat mir wahrscheinlich das Leben gerettet. Ich wurde Hilfspfleger.«

Wir hielten uns noch immer in dem dunklen Krankenzimmer auf. Ein deutscher Arzt, Sohn eines Arztes, der vor Stalingrad gelegen hatte, und ein österreichischer Jude, der als Häftling und Hilfspfleger im KZ gearbeitet hatte.

»Im Sommer sammelte ich Kamille, Brennnesseln und Melisse, außerdem Kohlekrumen, um den Durchfall meiner Kameraden zu behandeln. In einer der Januarnächte machte ich ein Feuer in der Baracke. Ich hatte Schnee geholt und ein bisschen Kamille aufkochen wollen, aber natürlich hatten wir kein Brennholz, und es war strengstens verboten, in den Baracken Feuer anzuzünden. Wir brachen ein paar Splitter von einem der Betten ab und zündeten sie an, viel zu wenig, um Wasser zum Kochen zu bringen. Trotzdem wollten sich alle wärmen an den Flammen, es gab ein aufgeregtes Palaver in der Baracke – bis die SS hereinkam.«

Ich konnte mir vorstellen, was passiert war. Alle wurden hinaus auf den Appellplatz getrieben, verhört, mussten in der nächtlichen Kälte stundenlang strammstehen, wer umfiel, wurde misshandelt.

»Sie griffen mich, zerrten mich hinaus, und an den Rest habe ich kaum noch Erinnerungen. Ich weiß nur, dass sie mich prügelten und traten und dass ich tagelang in Bunkerhaft saß, wo ich kaum atmen konnte vor Schmerzen.«

Moritz Reichmann wurde am nächsten Tag in die Chirurgie gebracht. Sein Bauch wurde geöffnet, der Chirurg rief mich zur Operation hinzu, weil sich genau das Bild bot, das wir beide vermutet hatten. Bei inneren Verletzungen können sich durch Blut oder Eiter Verwachsungen bilden. Es entsteht im Heilungsprozess der Verletzung neues Gewebe, das im

Darm, der aus engen Windungen besteht, für Verschlingungen sorgen kann. Im Laufe der Jahre schrumpfen diese Verwachsungen, und der Darm kann abgeschnürt werden. Dies führt zu Entzündungen, Überdehnungen, Einklemmungen des Darms, im Extremfall kann es zu einem Darmdurchbruch mit fatalen Folgen kommen.

Moritz Reichmann hatte über Jahre die Entzündungen immer wieder mit Medikamenten oder Diät bekämpft, aber ein Stück Darm war fast vollständig abgeschnürt.

Es reichten zwei Schnitte mit der Schere, um die Verwachsungsstränge zu durchtrennen. Das nekrotische Darmstück wurde entfernt, dann die Enden zusammengenäht, die Wunde verschlossen.

»Und? Was hat Ihnen mein Bauch erzählt?«, fragte er, nachdem er aus der Narkose erwachte.

»Es war ein unproblematischer Eingriff«, sagte ich, »Sie dürfen wieder sündigen. Aber ein bisschen Bewegung schadet in keinem Fall. Reden Sie sich nicht mit so einem banalen Defekt wie Plattfüßen heraus.«

Er zog die Augenbrauen hoch und schmunzelte: »Aber bitte, Herr Professor, Plattfüße sind doch kein banaler Defekt, sie sind ein Rassenmerkmal.«

Moritz Reichmann blieb noch acht Tage zur Nachbehandlung, die ohne Komplikationen verlief.

Am Tag seiner Entlassung kam er noch einmal in mein Arztzimmer. Er schaute sich neugierig um und betrachtete das Ultraschallgerät, das auf einem Rollwagen stand.

»Warum haben Sie Ihr Medizinstudium nicht fortgesetzt nach dem Krieg?«, fragte ich.

Er schüttelte den Kopf. »Ich wäre kein guter Arzt geworden. Zu viele Erinnerungen.«

Erinnerungen zeichnen einen guten Arzt aus. Seine Intuition entwickelt sich aus der Vielzahl der Fälle, die er behandelt hat. Aber ich wusste, dass er etwas anderes meinte.

»Sie werden es nicht glauben, Herr Professor«, sagte er zum Abschied, »es ist, als hätten Sie mit dem bösen Darm auch ein giftiges Stück aus meinem Kopf entfernt. Seit einer Woche hatte ich keine Albträume mehr.«

Er schüttelte den Schwestern die Hand und sagte: »Passen Sie gut auf Ihren Chef auf. Er schleicht hier durch die Flure und belauscht nachts die Patienten.«

Er ging hinaus in eine blinkende Winterlandschaft, in seinem neuen, eleganten Mantel. Aber jedes Jahr vor Weihnachten kam er wieder. Er brachte einen großen Korb mit Jaffa-Orangen, Wein von den Golan-Höhen und Matzen.

»Sie kennen Matzen vielleicht nicht«, meinte er.

Schwester Ines, die unseren Patienten längst ins Herz geschlossen hatte, antwortete lächelnd: »Da irren Sie!«, und nahm ihm den Korb ab.

»Sie müssen nicht, aber Sie können Ihrem Chef etwas davon abgeben. Wer weiß, wann ich den gewitzten Goi wieder brauche. Ich darf mich den Damen empfehlen.«

Melanie

Das Mädchen hatte ihr auf den ersten Blick nicht gefallen. Es hatte den schlurfenden Gang und die speckigen Klamotten einer Fixerin. Die Schildkappe tief in die Stirn gezogen, trug es einen weiten Kapuzenpulli, in den reichlich geklaute Ware passte.

Die Kassiererin hatte in den Deckenspiegeln beobachtet, wie das Mädchen ziellos in den Gängen des Supermarkts herumgelaufen war und die anderen Kunden beobachtet hatte. Als niemand mehr an der Kasse stand, hatte es sich die Kapuze über den Kopf gezogen, eine Tüte Chips aus einem Regal gegriffen und war an das Band getreten. Gütiger Himmel, dachte die Kassiererin, es ist ja fast noch ein Kind. Höchstens vierzehn. Doch kaum hatte sie diesen Gedanken zu Ende gedacht, lag dieses Kind quer über dem Warenband, hielt ihr die Nadel einer Einwegspritze an die Halsschlagader und zischte: »Her mit dem Geld, oder ich steche dich ab.«

Die Kassiererin war achtunddreißig Jahre alt und hatte zwei Söhne, der ältere machte gerade eine Ausbildung zum Autolackierer, der jüngere ging noch in die Grundschule. Der Vater der Jungs war schon vor langer Zeit nach Südamerika abgehauen.

Auf dem Boden unter der Kasse befand sich ein Alarmknopf. Wenn ich den Alarm nicht auslöse, bin ich den Job los, wenn ich aber sterbe, sind die Jungs auf sich gestellt, dachte sie. Sie öffnete die Kasse. Reglos sah sie zu, wie das

Mädchen die Fächer leer räumte und sich die Scheine in die Taschen der verdreckten Jeans schob. Erst dann trat sie auf den Knopf. Blechern schrillte der Alarm los. So laut, dass sie selbst erschrak.

Das Mädchen fing zu zittern an, es schloss die Augen, seine Beine knickten ein, und dann fiel es mit einem Stöhnen auf den gefliesten Boden.

In das Sirengeheul des Rettungswagens mischten sich die Martinshörner der Polizei. Die Sanitäter brachten eine Trage herein, auf der ein schlanker Körper in zerschlissenen, vor Dreck starrenden Kleidern lag. Darin steckte ein Mädchen, das künstlich beatmet wurde. Mehrere Polizeibeamte folgten den Rettungskräften. »Kreislaufkollaps«, sagte der Notarzt, »hohes Fieber, diverse Infektionen. Wahrscheinlich exzessiver Drogenkonsum.«

Wir brachten das Mädchen auf die Intensivstation. »Herr Professor«, rief mir einer der Beamten nach, »wir müssen mit ihr sprechen.«

»Heute nicht und sicher auch nicht morgen. Melden Sie sich nächste Woche.«

»Sie hat versucht, einen Raubüberfall zu verüben.«

Das Mädchen war in einem lebensbedrohlichen Zustand. Es stand unter Schock, der Puls war fadenförmig, der Körper durch den Drogenkonsum geschwächt. Sie hatte Ekzeme an Armen und Beinen, Füße und Hände waren geschwollen, die Venen zerstochen. Wie die meisten Fixer hatte sie eine Hepatitis-Infektion, außerdem war sie mangelernährt. Wir schätzten sie auf fünfzehn. Wir verabreichten ihr Kochsalzlösung, Antibiotika und Infusionen. Sie verbrachte den Abend und den nächsten Tag im Dämmerzustand. Dann wachte sie auf und begann zu schreien. Die Intensivschwester rief mich sofort zu ihr.

Sie bot einen furchtbaren Anblick: Die Schläuche der Infusionen steckten in ihren dünnen Armen, die Atemmaske erstickte ihre Schreie. Ihre Augen waren weit aufgerissen, sie zitterte und strampelte ruckartig mit den Füßen. Offensichtlich litt sie bereits unter Entzugserscheinungen.

Wir gaben ihr Schmerzmittel, aber vorerst hatten wir keine Möglichkeit, sie in ein Methadon-Programm aufzunehmen.

Ich stand an ihrem Bett und fühlte ihre nasse Stirn. Das Fieber war zurückgegangen. Ihr strohiges Haar war verklebt. Sie starrte mich feindselig an und wich meiner Hand aus.

Als mich die Intensivschwester einen Tag später wieder an ihr Bett führte, hatte sich das Mädchen bereits ein wenig erholt. Es zitterte und stöhnte, aber es schien meine Stimme zu hören: »Wie fühlst du dich?«

»Beschissen.«

»Wie heißt du?«

Sie gab keine Antwort, drehte nur den Kopf zur Seite und fragte dann: »Bist du ein Bulle?«

»Nein, Arzt. Du musst etwas essen.«

Die Schwester hatte mir das Tablett gereicht, und ich hielt es dem Mädchen hin. Es roch nach Bratensaft und gekochtem Gemüse.

»Hau ab mit dem Scheiß. Ich hab Schmerzen.«

»Du bist auf Entzug.«

»Ich brauch was. Wenigstens gegen die Schmerzen.«

»Zuerst musst du essen. Dein Körper macht das nicht mehr mit.«

Ich hob den Plastikdeckel vom Hauptgericht, doch sie schlug mir das Tablett aus der Hand. Mit einem Krachen flog es zu Boden, der Teller fiel auf die Kante und drehte sich wie ein Kreisel, die Erbsen rollten über den Boden.

»Ich kümmere mich darum«, sagte die Schwester.

Am Folgetag besuchte ich das Mädchen wieder am Ende meiner Morgenvisite. Es saß im Bett und stocherte im Teller herum. Immerhin führte es die Gabel mit einem Bissen zum Mund.

»Geht es besser?«, fragte ich.

Sie antwortete nicht. Sie war entfiebert, ihr Kreislauf stabil. Die Polizei hatte inzwischen schon dreimal nach ihr gefragt, ich hatte sie abgewimmelt.

»Wir werden dich heute Nachmittag auf eine normale Station verlegen«, sagte ich. »Willst du uns nicht deinen Namen sagen?«

»Melanie«, sagte sie.

»Und weiter?«

»Nur Melanie.«

»Wir müssen deine Eltern verständigen. Hast du eine Telefonnummer, die wir anrufen können?«

»Meine Eltern sind tot.«

»Wer kümmert sich dann um dich?«

»Niemand.«

»Warst du in einem Heim? Dann müssen wir das Jugendamt verständigen.«

»Du nervst.«

Melanie wurde auf die Normalstation in ein Vier-Bett-Zimmer verlegt, in dem nur Frau Duprel untergebracht war, eine spleenige Opernsängerin, die gerne von den großen Bühnen dieser Welt und der Missgunst sprach, der ihre Karriere zum Opfer gefallen sei. Ihre Gesellschaft war kaum jemandem zuzumuten, aber in Melanie, so hoffte ich, würde sie das geeignete Pendant finden.

Als ich am Morgen des vierten Tages nach ihr sehen wollte, war Frau Duprel alleine.

»Wo ist sie?«, fragte ich.

Doch Frau Duprel wusste es nicht. Melanie war nirgendwo im Krankenhaus zu finden. Nur der Pförtner konnte sich an ein blasses, mit einem auffallenden Pelzmantel bekleidetes Mädchen erinnern, das nach draußen gegangen sei. »Ich denke noch, ungewöhnlicher Geschmack, normalerweise sprühen die jungen Dinger Autolack auf die Nerze: Mörder, Tierquäler und solche Sachen.«

Frau Duprel war untröstlich über den Verlust ihres Mantels. Sogar hier missgönnte man ihr das wenige, was ihr geblieben sei.

An einem kühlen Sommermorgen, an dem ein Gewitter die Pollen und Autoabgase aus der Luft gewaschen hatte und ich für einen Moment mit geschlossenen Augen am offenen Fenster stand, rief man mich in die Aufnahme.

Dort wartete ein etwa sechzigjähriger Mann, elegant gekleidet, aber sichtlich übernächtigt. »Sie sind Professor Möbius?«, fragte er.

Ich nickte und gab ihm die Hand. Er deutete auf eine Gestalt, die gekrümmt auf einem Plastiksitz hockte. Sie war in einen Herrenmantel gehüllt, der ihr viel zu groß war. Darunter trug sie einen Minirock, zerrissene Strapse und ein Top, das einmal pinkfarben gewesen sein musste. Es war Melanie. Eineinhalb Jahre waren vergangen, aus dem verwahrlosten Kind war eine ausgezehrte Frau geworden. Ihr

Gesicht war aufgedunsen, Hände und Füße mit Krusten überzogen und geschwollen; sie war barfuß. Am erschreckendsten waren die Augen, die tot und glanzlos ins Nichts starrten.

»Ich bin die ganze Nacht schon unterwegs«, sagte der Mann.

»Melanie«, sagte ich.

»Wie kommen Sie auf Melanie?«, fragte der Vater. »Sie heißt Rebekka. Sie kann sich nicht einmal mehr auf den Beinen halten.«

Ich betrachtete sie genauer. Sie hatte hohes Fieber, ihr Knie war stark geschwollen.

»Wie lange hast du das schon?«, fragte ich. Sie schüttelte den Kopf. Als ich vorsichtig das Bein betastete, schrie sie auf. Ihr Puls raste, ihr Körper kämpfte mit mindestens einer schweren Infektion.

Wir legten sie auf ein Bett und fuhren sie auf die Intensivstation.

Wir punktierten das Knie, gaben ihr Antibiotika und Infusionen. Sie wies das Vollbild des Junkies auf: Der Körper war kachektisch (mangelernährt), die Zähne angefault, die Haut von Nekrosen und Entzündungsherden überzogen, das Haar spröde und dünn. Hatte sie bei ihrer ersten Einlieferung wie fünfzehn gewirkt, dann war ihr Alter jetzt nicht mehr zu schätzen.

Sie lag vier Tage auf der Intensivstation. Nachdem ihr Kreislauf stabilisiert und das Fieber ein wenig gesunken war, fing sie an, zu halluzinieren, zu schreien und die Schwestern zu beschimpfen. Die vielen Einstichstellen an den Venen wiesen darauf hin, dass sie vor allem Heroin konsumiert hatte.

Die Anamnese eines Heroinabhängigen ist ebenso einfach wie kompliziert. Im Gegensatz zu den Versprechungen, mit denen »Heroin« 1896 von Bayer als Husten- und Schmerzmittel auf den Markt gebracht wurde, macht es schnell süchtig, meist schon beim Erstkonsum. Zwar schädigt das analgetische Opioid den Organismus nicht sofort, aber mit der Sucht beginnt der heute hinlänglich bekannte Teufelskreis: der Konsument vernachlässigt Körperhygiene und Ernährung, beigemischte Gifte schwächen das Immunsystem, durch infiziertes Spritzbesteck fangen die Junkies sich Krankheiten wie Hepatitis, das Aids-Virus, Tuberkulose oder Ähnliches ein. Durch Beschaffungskriminalität und Prostitution geraten sie an den Rand der Gesellschaft, unempfindlich und gleichgültig gegen Schmerzen, die nicht durch Entzug bedingt sind.

Rebekkas Körper war eine Chronik der Selbstzerstörung.

Als der Befund vom Abstrich des Knies kam, wussten wir, warum sich ihr Gelenk entzündet hatte: Sie litt unter einer Gonorrhö und dadurch bedingter Arthritis. Wir zogen einen Gynäkologen hinzu. Als ich mit ihm Rebekkas Zimmer betrat und den schmächtigen Mann mit Hornbrille vorstellte, sagte sie: »Der fasst mich mit seinen Dreckfingern nicht an.«

»Rebekka, womöglich hast du Entzündungsherde und Verletzungen, von denen wir noch nichts wissen. Deine Fieberkurve ist verdächtig.«

Sie blieb bei ihrem Nein.

»Möchtest du lieber mit einer Frau reden?«

»Ich will mit niemandem reden.«

Gegen Abend sprach ich noch einmal mit ihr, und sie stimmte einer Untersuchung durch eine Gynäkologin zu.

Es dauerte drei Tage, bis ihr Vater wieder vorstellig wurde. Er saß in meinem Büro auf dem Stuhl, roch stark nach Rasierwasser und hielt sich mit beiden Händen den Kopf.

Der Mann hieß Kerndorf und war ein Fabrikant aus dem Bergischen. Er besaß ein florierendes Unternehmen und eine großzügige Villa, war verheiratet und hatte vier Kinder.

»Ich bin am Ende, Sie müssen uns helfen«, sagte er. Ich war der Meinung, dass vor allem seine Tochter am Ende sei, schwieg aber. In knappen Worten erzählte er mir, wie sich Rebekka innerhalb von drei Jahren vom »kleinen Morgenstern« der Familie in den jetzigen Zustand verwandelt hatte.

Mit vierzehn begann sie, die Schule zu schwänzen, was nicht auffiel, weil sie dies mit ihrer Intelligenz zu kaschieren wusste. Bis ein blauer Brief von der Schulleitung kam, Rebekka habe es in einem Halbjahr auf einundsechzig Fehltage gebracht.

Mit Anfang fünfzehn war sie dann erstmals verschwunden. Die Eltern, die Presse, die Schule und die Polizei hatten alles darangesetzt, das Kind zu finden, vergeblich. Auch zwei Detekteien waren auf keine heiße Spur gestoßen. Die Spekulationen waren immer dramatischer geworden und hatten irgendwann nur einen Schluss zugelassen: Rebekka sei einem Tötungsdelikt zum Opfer gefallen.

Dann sahen ehemalige Schulkameraden sie auf der Kölner Domplatte, wo sie mit langhaarigen, verwahrlosten Jugendlichen zusammenhockte. Die Eltern hatten die Polizei verständigt, und diese hatte Rebekka zu Hause abgeliefert. Nur kurze Zeit später war sie wieder abgehauen und bald darauf bei uns in der Klinik gelandet. Davon hatte sie ihrem Vater erzählt. Nach ihrer Flucht aus dem Krankenhaus vor anderthalb Jahren hatte sie sich ändern wollen und war zu ihren Eltern zurückgekehrt. Diese hatten alles für sie getan. Aber nach einer Woche war sie wieder verschwunden. Monatelang keine Nachricht, dann war ein Detektiv auf eine Spur in Amsterdam gestoßen, die zu einem Bordell führte. Der Vater hatte selbst nach ihr gesucht. Ein halbes Jahr lang hatte er jedes Wochenende in Amsterdam verbracht. Bis er sie eines Tages tatsächlich auf der Straße gefunden hatte. Sie konnte kaum noch stehen, für Bordellbetreiber war sie längst uninteressant geworden.

Er schüttelte den Kopf und begann ungehemmt zu weinen. Ich hatte viele Geschichten dieser Art erlebt, aber es gibt keine Abhärtung dagegen, auch nicht für den Arzt.

»Ich verstehe es einfach nicht. Wir haben ihr alles gegeben. Sie hatte ihr eigenes Reitpferd, ihr eigenes kleines Apartment in unserem Haus. Sie musste nicht einmal aufräumen, dazu war das Kindermädchen da. Alle lieben sie abgöttisch, auch die Großeltern.«

Wo waren die Großeltern? Warum hatte der Vater drei Tage gebraucht, um wieder ins Krankenhaus zu kommen? Und wo war die Mutter eigentlich?

»Wir werden tun, was in unserer Macht steht«, sagte ich, »aber Ihre Tochter hat einen langen Weg vor sich.«

»Ich werde keine Kosten und Mühen scheuen. Und wenn es fünfzig Jahre dauert, sie muss wieder gesund werden.«

Ich verabschiedete den Mann und überlegte, wie man Rebekka kurieren konnte. Dazu mussten wir zuerst einmal an sie herankommen, sie war wie ein verletztes Tier, das sich instinktiv verkriecht.

»Eine gute Stationsschwester ist mir genauso wichtig wie ein guter Oberarzt«, hatte mein Lehrer Professor Scheid immer gesagt. Ein Oberarzt muss eine Station medizinisch im Griff haben, die Ärzte leiten, überwachen und koordinieren, die Stationsschwester muss mit einem feinen Sensorium die Stimmung von Pflegepersonal und Patienten einfangen. Ihre alltäglichen Beobachtungen sind für den Behandlungserfolg entscheidend, weil sie feinste Veränderungen in Gemüts- und Gesundheitszustand eines Patienten registriert. Diese können Indiz für die eigentliche Krankheit, für dramatische Veränderungen, für einen neuen Therapieansatz sein.

Unsere Stationsschwester auf der Inneren Abteilung hieß Ingrid. Sie war leicht übergewichtig, hatte einen imposanten Busen, stämmige Beine und einen ausgeprägten Sinn fürs Praktische. Als ich sie fragte, wo wir Rebekka diesmal unterbringen würden, sagte sie: »Sie will Melanie genannt werden.«

»Meinetwegen, Melanie. Mit wem legen wir sie zusammen?«

Sie grinste und provozierte mich mit einer Kunstpause. »Mit Marie Küppersbusch«, sagte sie schließlich.

Marie Küppersbusch war ein Original von Mitte fünfzig, sie hatte einen leicht spastischen Gang und sprach unendlich langsam und lallend. Dies waren Äußerlichkeiten. Marie hatte zig Nichten und Neffen aufgezogen, sie hatte Mutterwitz und trotz ihrer Behinderung einen unverwüstlichen Optimismus. Im Moment kurierte sie bei uns die Folgen einer Lungenentzündung aus.

Ich hatte das Zimmer der beiden noch nicht betreten, als ich schon Marie Küppersbuschs kurios nasalen und lallenden Singsang hörte.

»Verschon mich mit deinem Gesabbel«, bellte Melanie, doch Marie ließ sich nicht den Mund verbieten. »Mich würde ja interessieren, warum ihr jungen Leute das überhaupt macht. Ihr seid gesund und wollt krank werden. Ich wäre froh gewesen, ich wäre gesund. Soll kein Vorwurf sein, ist reine Neugier.«

Ich hatte meine Zweifel, ob die beiden lange miteinander auskommen würden. Als ich eintrat, wand Melanie sich vor Schmerzen. Ihre Augen lagen in tiefen Höhlen, die Lippen aufgerissen, ihr Teint käsig.

»Ich lasse das Schmerzmittel ein wenig höher dosieren, dann kommst du mit dem Entzug besser zurecht«, sagte ich.

»Zurecht«, imitierte sie mich abfällig, »haben Sie schon einmal einen Entzug gemacht?«

»Nein, aber du bist nicht unser erster Fall.«

»Wo ist mein Walkman?«, fragte sie. »Die Arschlöcher haben mir den Walkman abgenommen.«

»Ich kümmere mich darum. Ich wollte mit dir noch einmal über deinen Zustand sprechen. Du hast eine schwere Infektionskrankheit und eine Arthritis, die wir mit Penicillin behandeln. Der körperliche Aspekt ist aber nur die eine Seite.«

»Was bist du denn? So ein Sozialonkel? Mit denen rede ich nicht.«

»Dann rede mit deinen Eltern. Dein Vater macht sich große Sorgen um dich.«

Sie lachte höhnisch. »Mein Vater macht sich nur Sorgen um seine Firma und um seine Sekretärin.«

»Und deine Mutter? Glaubst du, die sorgt sich nicht?«

»Kommt drauf an, ob sie gerade nüchtern ist.«

Sie drehte sich mit dem Gesicht zur Wand, und ich warf Marie einen Hilfe suchenden Blick zu. Diese machte eine beschwichtigende Geste, die so viel hieß wie: »Lassen Sie mich nur machen.«

»Falls du irgendetwas brauchst, dann klingle einfach«, sagte ich zu Melanie und ging.

Die nächsten Tage brachten keine wesentliche Besserung. Melanie fing vorsichtig zu essen an. Sie nahm Fußbäder, um die Infektionen der Haut auszuwaschen. Einmal kam ein junger Mann auf die Station und fragte nach Rebekka. Sein Blick irrte dabei hektisch umher, und wir hatten den Verdacht, er könnte selbst Drogenkonsument oder gar Dealer sein. Wir wiesen ihn ab und brachten an der Tür von Melanie ein Schild an: »Besuch nur nach Rücksprache mit der Stationsleitung.«

»Sie vergraulen mir die Verehrer«, sagte Marie Küppersbusch.

Ich beriet mich täglich mit Ingrid, der Stationsschwester. Melanies Fieber kam und ging, wir wussten nicht, wie viele Infektionen in ihrem Körper tobten. Das Knie schwoll langsam ab, aber ihre Haltung besserte sich kaum. Sie bezeichnete das Essen als »Höllenfraß« und die Schwestern als »BDM-Tussen«. Sie nahmen es mit bewundernswerter Gelassenheit. Als ich einmal zu Melanie sagte, sie müsse ihre Medikamente nehmen, antwortete sie: »Fuck you!«

Es ist für einen Arzt nicht immer leicht, die Balance zwischen Einfühlungsvermögen und professioneller Distanz zu wahren. Ich behauptete, ich verstünde kein Englisch. Immerhin verschlug ihr das für einen Moment die Sprache.

Es kam der zweite Sonntag. Sonntage sind auch im Krankenhaus besondere Tage. Viele Betten sind leer, das Pflegepersonal ist auf das Notwendigste reduziert. Die meisten Stunden herrscht eine trübe Stille, in der die Staubpartikel im Sonnenlicht tanzen und ferne Kirchenglocken durch die Flure schallen. Die Patienten haben keine Arbeitswoche hinter sich, nur Stagnation, und diese Stagnation erscheint am Sonntag besonders sinnlos.

Bei manchen ist erst in solch einer Situation ein ernsthaftes Gespräch möglich. Ich wollte Melanie einen Besuch abstatten, sie war allein in ihrem Zimmer geblieben, denn Marie war übers Wochenende zu ihrer Verwandtschaft aufs Dorf gefahren. »Ich brauche wirklich mal Erholung, die Kleine bringt selbst mich zur Verzweiflung«, hatte sie mir zum Abschied anvertraut. Aber auch Melanie war verschwunden.

Ich wollte die diensthabende Schwester nach ihrem Verbleib fragen, und als ich die Tür zum Schwesternzimmer öffnete, bot sich mir ein ungewöhnlicher Anblick. Dazu muss man wissen, dass Schwester Ingrid sonntags normalerweise freihatte und dass Patienten der Zutritt zum Schwesternzimmer streng verboten ist. Was ich sah, war eine über eine Tasse dampfenden Kakao gebeugte Melanie, neben der, in mütterlicher Haltung, Ingrid stand.

Ich tat, als hätte ich nichts bemerkt, schloss leise die Tür und setzte meine Runde auf der Station fort, aber diese Momentaufnahme hatte sich bei mir eingebrannt. Warum war Ingrid am Sonntag in die Klinik gekommen? Warum hatte sie Melanie ins Schwesternzimmer gelassen? Ich sah immer wieder das Mädchen vor mir, in dieser fast kindlichen Haltung, die Tasse umfassend, als hielte es ein schutzloses Küken. Als ich Ingrid später traf, sagte sie schnell: »Ich bin nur gekommen, weil ich die Dienstpläne für die nächste Woche überarbeiten wollte.«

Ich lächelte. »Seit wann schämen Sie sich, wenn Sie einen Patienten ins Herz schließen?«

Sie legte den Kopf schräg. Schwester Ingrid war selten um eine Antwort verlegen, aber nun hatte sie Mühe. »Melanie fühlt sich ein wenig einsam ohne Frau Küppersbusch.«

»Hat sie Ihnen das gesagt?«

»Nein, aber Frau Küppersbusch. Sie hat mich gebeten, ein Auge auf die Kleine zu haben.«

Ingrid ließ sich weder von Schwestern noch von Ärzten sagen, wie sie ihre Arbeit zu tun hatte. Von Patienten aber erst recht nicht.

Ein paar Tage später hielt ich mich länger als gewöhnlich in der Klinik auf. Ich musste auf Ergebnisse der Radiologen zu einem schwierigen Fall warten und überbrückte die Zeit, indem ich noch einmal eine Privatvisite machte. Ich sah, dass das Schild bei Melanie, »Besuch nur nach Rücksprache mit der Stationsleitung«, mit unzähligen Blumen bemalt war. Jemand hatte es mit Buntstiften – und mit erstaunlicher Geduld – verziert. Ich klopfte und betrat das Zimmer. Marie lag im Bett und sagte: »Herr Professor, das wurde aber Zeit.«

»Wieso?«, fragte ich. »Ich schaue doch jeden Tag bei Ihnen vorbei.«

»Sie schauen jeden Tag *an* mir vorbei. Glauben Sie, das merke ich nicht?«

»Eifersucht? Bei Ihnen? Unsere Beziehung hat doch ganz andere Krisen überdauert, oder?« Tatsächlich war Frau Küppersbusch schon seit Jahren unsere Patientin, und es hatte nicht selten Wortgefechte gegeben.

Melanies Bett war leer. Marie fing meinen Blick auf. »Na bitte. Sie sind ihretwegen da, wusste ich doch.«

»Marie, Sie sollten ein Auge auf sie haben.«

»Habe ich, habe ich, keine Sorge. Sie ist nicht getürmt.«

»Und wo ist sie?«

»Sie wollte zu Ihnen.«

Ich lief durch die Flure unserer Abteilung, niemand hatte Melanie gesehen. Auch im Schwesternzimmer war sie diesmal nicht. Allmählich verlor ich die Geduld. Als ich in mein Arztzimmer ging, um beim Pförtner anzurufen, brannte dort Licht. Melanie saß hinter meinem Schreibtisch, im Schneidersitz. Sie hielt sich die Knie und grinste mich an. »Da sind Sie ja!«, sagte sie.

»Wer hat dich hereingelassen?«

»Die Tür war offen.«

»Melanie, du weißt, dass du hier keinen Zutritt hast.«

»Sie sagten, ich könnte jederzeit zu Ihnen kommen.«

Ich beschloss, mich auf Haarspaltereien nicht einzulassen. »Es gibt hier Regeln. Die gelten auch für dich. In diesem Zimmer sind vertrauliche Unterlagen, alle Patienten haben Rechte.« Sie schaute ein wenig beleidigt, und sofort bereute ich meinen Ton. Es war nicht leicht, dem Mädchen böse zu sein. Aber das schien sie zu wissen.

»Was wolltest du hier?«, fragte ich.

»Sehen, was Sie hier so treiben. Warum sind Sie um diese Zeit nicht zu Hause bei Ihrer Familie?«

»Warum willst du das wissen?«

»Sie fragen mich doch auch aus. Warum soll immer nur ich erzählen?«

Empathie und Distanz. Das schwierige Spannungsfeld eines Arztes. Meist entwickelt sich ein Dialog von alleine, und in der Regel vertraue ich auf die Intuition, wenn ich etwas von mir preisgeben soll. Der Arzt muss auf Augenhöhe mit seinen Patienten sein, er kann nicht erwarten, dass der andere sich öffnet, wenn er selbst nur aus einer sicheren Abwehr heraus agiert. Das Gespräch mit dem Patienten ist für mich etwas Selbstverständliches, Bereicherndes, ich suche es nicht aus therapeutischem Kalkül, sondern aus menschlichem Interesse. Trotzdem fällt es mir schwer, über meine Privatsphäre zu reden.

»Warum hast du bei unserer ersten Begegnung gelogen und gesagt, du hättest keine Eltern?«

»Das sind keine Eltern.«

»Dein Vater würde alles tun, um dich zu retten.«

Sie lachte höhnisch. »Er würde alles tun, um seinen Ruf zu retten. Es ist einfach nicht gut für das Geschäft, wenn der jüngste Abkömmling der Familie ein krimineller Junkie ist. Wie oft haben Sie ihn hier gesehen seit meiner Einlieferung?«

»Er hat viel zu tun. Aber du wolltest wissen, warum ich immer noch hier bin.«

»Ja, warum machen Sie das hier? Werden Ihnen diese Überstunden bezahlt?«

»Nein.«

»Also warum?«

»Ich bin gern hier. Ich tue meine Arbeit gern.«

»Sich mit Fixern rumärgern, mit alten Omas, die nicht mehr alle Tassen im Schrank haben?«

»Wer sagt, dass ich mich ärgere?«

Sie biss sich auf die Lippe und dachte nach. »Ich wollte wissen, ob Sie genauso sind wie mein Vater. Er war auch nie da, weil er angeblich immer arbeiten musste. Die Firma, nichts war so wichtig wie die Firma. Bei Ihnen ist es die Klinik.«

»Vielleicht, aber ich habe keine Kinder.«

»Frau?«

»Ich bin nicht verheiratet.«

»Das ist keine Antwort.«

»Ja, sie beschwert sich manchmal. Es ist nicht einfach, meinen Beruf mit meinem Privatleben zu vereinbaren.«

»Wieso sind Sie dann Arzt geworden?«

»Das war für mich schon immer klar.«

»Ehrlich? Ich wüsste nicht, welchen Beruf ich wählen würde. Vielleicht Kindergärtnerin oder Model. Aber dazu ist es zu spät.«

»Wieso?«

Sie schaute mich abfällig an. »Ich bin ein Wrack.«

»Du kannst noch alles werden, was du möchtest.«

»Ich schaffe nicht mal das Abitur. Ich war schon seit Jahren nicht mehr auf der Schule.«

»Kannst du nachholen.«

Sie winkte ab. »Ich wollte nicht zur Märchenstunde kommen. Ich dachte, man kann mit Ihnen ernsthaft reden.« Dann stand sie auf und verließ den Raum.

Es vergingen viele Tage, in denen Melanie und ich umeinander herumschlichen wie misstrauische Katzen. Der Zugang zu einem verschlossenen, traumatisierten Patienten ist schwer zu finden. Man muss einerseits dessen Schutzwälle überwinden, darf andererseits nicht zudringlich und indiskret sein. Manchmal hilft ein Scherz, den Schutzwall zu überwinden. Aber dies kann dennoch wie ein Überfall empfunden werden, ein Scherz kann respekt- und gefühllos wirken.

Der Patient muss in jeder Sekunde spüren, dass man sein Leid ernst nimmt, auch wenn man die komische Seite daran aufdeckt. Man muss ihn dazu bringen, über sich selbst zu lachen, ohne dass man selbst über ihn lacht. Wie kann ein Arzt, der in diesem Moment zum Seelsorger wird, das richtige Gespür entwickeln? Dafür gibt es kein Rezept, kein Lehrbuch.

Fehler sind unvermeidlich. Aber man muss darauf vertrauen, dass der Patient einem Fehler verzeiht, und das wird er tun, wenn er immer Anteilnahme spürt. Ich hatte mit vielen Drogensüchtigen zu tun, aber keiner war so wie Melanie. Ich beschloss, nicht in sie zu dringen. Ich wartete auf ein Signal der Öffnung.

Eines Abends klopfte es, als ich an meinem Schreibtisch saß. Melanie. Ich bat sie, Platz zu nehmen. Vorsichtig hatte ich bei unseren letzten Begegnungen das Thema Langzeitentzug angesprochen. Melanie war so früh süchtig geworden, dass ihre Psyche behutsam und geduldig umprogrammiert werden musste. Und inzwischen war klar, dass ihr familiäres Umfeld diesen Prozess nicht würde stützen können. Sie musste sich in eine betreute Einrichtung einweisen lassen. Für mehrere Monate.

»Was führt dich zu mir?«

»Wieso sind Sie Arzt geworden?«, fragte sie.

»Das habe ich dir schon gesagt.«

»Haben Sie nicht. Es war für Sie immer schon klar. Was soll das heißen? Als Sie auf die Welt kamen?«

»Nein.«

»Wann haben Sie es beschlossen?«

»Es war wirklich keine einschneidende Entscheidung. Ich bin in dem Bewusstsein aufgewachsen, ich werde einmal Arzt, so wie mein Vater.«

»Ihr Vater war auch Arzt?«

Ich nickte.

»Wie originell.«

»Er half anderen Menschen, das gefiel mir.«

Sie dachte nach. »War er ein guter Arzt?«

»Ein sehr guter.«

»Und ein guter Vater?«

Ich nickte.

»Ein guter Ehemann?«

Jetzt musste ich lachen. »Das weiß ich nicht genau. Ich müsste meine Mutter fragen. Aber ich denke schon.«

»Also kann man doch Beruf und Familie vereinbaren. Man muss nicht vierundzwanzig Stunden am Tag in der Firma sitzen. Man muss es nicht auch noch mit der Sekretärin treiben, damit der Laden läuft.«

Melanie changierte zwischen Anlehnungsbedürftigkeit und Sarkasmus. Schwester Ingrid meinte, ihre Widerborstigkeit sei nur aufgesetzt.

Ich schnitt zum wiederholten Mal das Thema Drogentherapie an.

»Das habe ich durch. Alles sinnlos«, war ihre Antwort.

»Warum? Den körperlichen Entzug hast du geschafft. Du musst nun auch noch seelisch geheilt werden.«

»Das geht nicht.«

»Das kannst du nicht wissen. Du kannst es nur ausprobieren.«

»Ich habe das Leben in allen Facetten kennengelernt.«

»Unmöglich. Erzähl mir von deinem Leben«, sagte ich.

»Damit Sie mir erklären können, dass Ihr Leben sinnvoller und heroischer ist?«

»Dein Leben war sicher schwieriger als meins.«

Sie schaute mich ungläubig an. »Verarschen kann ich mich selbst.«

»Im Ernst. Ich war mal auf Kinderlandverschickung während des Krieges, weit weg von meinen Eltern. Aber da war ich auf einem Bauernhof. Ich mochte die Tiere und die beiden französischen Kriegsgefangenen, die dort arbeiteten. Auf der Straße habe ich nie gelebt.«

Als Melanie merkte, dass ich tatsächlich interessiert war, erzählte sie mir von Amsterdam, von ihrer ersten Flucht, vom

Leben im Obdachlosenmilieu von Köln. Ein Thema blieb ein Tabu zwischen uns: die Prostitution. Die Gynäkologin hatte bei Melanie Verletzungen im Genitalbereich gefunden, die auf gewalttätigen Missbrauch hindeuteten. Sie hatte wohl Dinge erlebt, die auch meine Vorstellungskraft überstiegen, vor allem – laut Bericht der Gynäkologin – in den letzten Wochen vor der Einlieferung, als ihr der Teufelskreis zwischen körperlichem Verfall, damit einhergehendem Verfall des eigenen Marktwerts und gleichzeitigem Anstieg des Drogenkonsums bei der Auswahl der Freier keinen Spielraum mehr ließ.

Trotzdem bedankte ich mich für ihre Offenheit. »Du musst jetzt schlafen gehen. Und ich auch«, sagte ich zum Abschied. »Wir führen unser Gespräch fort, wann immer du willst.«

»Ich muss Ihnen noch eins sagen.«

Ich wartete.

»Sie alle haben hier einen professionellen Ehrgeiz entwickelt. Sie wollen mich um jeden Preis retten, weil ich ein Extremfall bin, der schwierigste Patient. Sie wollen so eine Art Weltrekord aufstellen. Aber ich will nicht gerettet werden. Von niemandem. Sie werden dieses Spiel nicht gewinnen.«

»Ich will keinen Rekord aufstellen. Du kannst die Klinik verlassen, wann immer du willst.«

In ihrem Gesicht tauchte ein Ausdruck auf, den ich nicht deuten konnte. Enttäuschung, Trauer, Angst oder Schrecken? Es war nur ein Funken, den sie sofort wieder erstickte, doch ich meinte, die wahre Melanie gesehen zu haben.

Eines Abends, ich war nach Dienstschluss noch einmal zu ihr gegangen, und Marie war wieder einmal auf Kurzurlaub bei Verwandten, setzte ich mich neben Melanies Bett. Ich war der Meinung, ich müsste etwas richtigstellen. »Wir haben dich gerne. Wir geben uns Mühe, weil wir dich mögen.«

Sie starrte auf die Bettdecke und schüttelte den Kopf. »Aber wieso? Das leuchtet mir nicht ein. Nicht einmal meine Eltern mögen mich.«

»Bist du sicher?«

»Ich war ein Nachzügler, ein Betriebsunfall. Mein Vater hat mich gezeugt, als er längst ein Verhältnis mit seiner Sekretärin hatte.«

»Und was bedeutet das für dich?«

»Sie haben mich mit Geschenken und Luxus überhäuft. Mein Vater hatte ein schlechtes Gewissen, weil er vierundzwanzig Stunden am Tag in der Firma ist und meine Mutter betrügt, meine Mutter hat ein schlechtes Gewissen, weil sie mir keine Mutter hat sein können. Dazu war sie schon viel zu verzweifelt und immer auf der Flucht. Entweder auf Reisen oder angetrunken oder beides. Und Oma und Opa, die haben mich auch nicht ernst genommen, die haben mich wie ein Schoßhündchen verhätschelt.«

»Ich kann deinen Vater nicht verteidigen, deine Mutter kenne ich nicht einmal. Womöglich hast du recht, und sie haben dir nicht die Liebe gegeben, die ein Kind zur Entwicklung eines gesunden Selbstbewusstseins braucht. Vielleicht hast du dich in die Drogen geflüchtet, weil du diese Zurückweisung, diese Leere nicht ertragen wolltest. Deine Eltern wollten dich nicht, und so wolltest du dich auch nicht. Aber jetzt wirst du erwachsen. Jetzt kannst du für dich entscheiden, ob du das Leben willst. Ob du frei leben willst, ohne Drogen. Freiheit ist schwierig zu erlernen. Die Drogen vereinfachen das Leben, sie nehmen einem die Entscheidungen ab zwischen Gut und Böse, Angenehm und Unangenehm, Notwendig und Unnötig, Sinnlos und Sinnvoll.«

»Welchen Sinn soll mein Leben denn haben?«, fragte Melanie.

»Das weiß ich nicht.«

»Das wissen Sie nicht? Sie wollen mich um jeden Preis retten, mir einreden, wie sinnvoll das Leben ist …«

»Ich habe einmal gesagt, dass ich mein Leben für sinnvoll halte. Bei deinem kann ich es nicht beurteilen. Deinem Leben kannst nur du einen Sinn geben.«

Melanie schien auf der Station und in ihrem Zimmer mit Marie Küppersbusch eine Art Heimatgefühl zu entwickeln. Aber allmählich drängte die Zeit. Wir hatten schon mehrere Ermahnungen von der Krankenkasse bekommen und Melanies Klinikaufenthalt bis zum Äußersten ausgedehnt. Auch Marie Küppersbusch stand kurz vor der Entlassung, trotz ihrer Beteuerungen: »Ich schwöre Ihnen, Herr Professor, ich gehe nicht, bevor wir das Mädchen nicht in einer Einrichtung untergebracht haben.«

Eines Abends kam ich an Melanies Zimmer vorbei und wurde stutzig. Normalerweise hörte man den Fernseher oder Streit oder Stille. Doch nun drang allein Melanies Stimme durch die Tür, halblaut, fast monoton. Sie schien zu erzählen, doch nach einer Weile merkte ich, dass sie laut in einem Buch las: »Seine Augen konnten nicht loslassen, was sie sahen; wozu hatte er Augen! Nicht um die schmutziggrauen, hässlichen, unbarmherzigen Häuser des Lagers zu schauen; nicht für endlose, flache, kahle Erde, die sich graubraun und leer erstreckte, so weit das Auge reichte. Um die Schönheit zu sehen, hatte er Augen!«

Ich kannte das Buch. *Ich bin David*, hieß es, die Geschichte eines Jungen, der im Lager aufgewachsen ist, nichts anderes als das Lager kennt und sich daher ein anderes Leben nicht vorstellen kann. Als er entkommen kann, erscheint die Freiheit ihm anfangs als etwas Ungeheuerliches und Erschreckendes.

»Und David sah wieder und wieder auf das blaue, weite Meer; auf das Land, das sich an seinem Rand dahinzog; auf die Farben, dieses vielfältige Grün, das Goldne und Rote dazwischen; er sah, wie sie sich mischten, all diese Farben, je weiter er in die Ferne schaute, bis alles im Blau verschmolz, wo Himmel und Erde sich trafen.«

Melanie veränderte sich in den folgenden Tagen erneut. Sie war nicht mehr aggressiv, aber in sich gekehrt. Wir schienen den Zugang zu ihr verloren zu haben und wussten nicht, woran es lag. Ihr Vater hatte sich nicht mehr gemeldet, auch vom Rest der Familie hörten wir nichts. Es war, als wäre Melanie bei uns vergessen worden. Aber wir konnten sie nicht länger bei uns behalten. Wir hatten unsere Möglichkeiten ausgeschöpft.

Auch Marie Küppersbusch war längst genesen. Als ihre Verwandten sie abholten, sagte sie zu mir: »Ich freue mich schon auf die nächste Lungenentzündung«, und dann umarmte sie Melanie. »Du machst mir keine Dummheiten mehr, hast du mich verstanden? Sonst suche ich dir einen aus meiner Verwandtschaft, und mit dem wirst du verheiratet. Ich habe da jemanden im Auge. Ich an deiner Stelle würde lieber clean bleiben.«

Melanie lachte.

»Nein, Mädchen, jetzt im Ernst. Dein Vater ist ein Arschloch, deine Mutter auch, aber das heißt nicht, dass aus dir dasselbe wird. Ich würde es ihnen einmal richtig zeigen.« Dann umarmte sie Melanie ein zweites Mal.

Vor der Tür fragte ich Marie: »Wie haben Sie Melanie dazu gebracht, dieses Buch zu lesen? Noch dazu laut?«

»Ich habe behauptet, ich hätte einen grauen Star, meine Augen spielten abends nicht mehr mit.«

»Sie macht mir Kummer.«

»Geduld, Herr Doktor.«

Sie gab mir die Hand und ging.

Wir legten noch am selben Nachmittag eine neue Patientin zu Melanie aufs Zimmer. Es war wieder eine Dame vom Schlage der Frau Duprel, dieses Mal aus verarmtem ostpreußischem Landadel.

Am nächsten Morgen kam Melanie zu mir und sagte: »Dieser David wird am Ende glücklich in der Freiheit.«

Ich nickte. »Nach einem langen Weg.«

»Aber er nutzt die Freiheit, um zu seiner Mutter zurückzukehren.«

»Die Mutter ist vielleicht nur ein Symbol für einen Ort, an dem man sich geborgen fühlt.«

Sie blickte mir in die Augen, und ich sah, dass sie mit den Tränen kämpfte. »Ich dachte, ihr hättet mich gern hier.«

»Haben wir. Aber noch lieber hätten wir eine vollkommen genesene Melanie.«

Sie nickte und biss sich auf die Lippen: »Ich werde es versuchen mit der betreuten Einrichtung.«

Es war für alle auf der Station ein bewegender Moment, als sie ihre wenigen Sachen packte. Schwester Ingrid hatte ihr zum Abschied ein Kleid gekauft. Der Großteil ihrer Ausstattung stammte aus Beständen der Klinik. Ihr Vater hatte angekündigt, sie abzuholen, schickte dann aber doch ein Taxi vorbei. Melanie wurde in eine von katholischen Schwestern geführte Einrichtung in Süddeutschland gebracht. Ich rief dort mehrmals an und erfuhr, dass sie das Programm erfolgreich absolvierte, und zuletzt, dass sie mit guten Prognosen entlassen worden war.

Was aus ihr wurde, weiß ich nicht. Auch das gehört zum Beruf des Arztes: Uns begegnen die Menschen oft während der größten Krise ihres Lebens, wir kämpfen mit ihnen, begleiten sie für kurze Zeit, aber nur selten erfahren wir, ob der Kampf am Ende gewonnen oder verloren wird.

Noch heute kann ich nicht über die Domplatte gehen, ohne an Melanie zu denken. Mein Blick schweift über die Bettler, Obdachlosen und Drogensüchtigen, die dort sitzen, neben sich verwahrloste Hunde, in den Taschen ihr Spritzbesteck. Ich mustere unwillkürlich die gezeichneten Gesichter der Frauen und bin jedes Mal froh, wenn ich keine Ähnlichkeit mit Melanie entdecken kann.

Der Panther in der Fußgängerzone

Robbi war sechsunddreißig Jahre alt, hatte seine eigene Firma, zwei Kinder und ein schuldenfreies Haus. Er war 1,88 groß, die Nummer zwei auf der Rangliste seines Tennisclubs, und wenn er im Polohemd an der Bar des Vereinsheims lehnte, kam er schnell mit jungen Frauen ins Gespräch. Aber er wusste, wo die Grenze war. Er war verheiratet, und er wollte sein Leben nicht unnötig verkomplizieren. Er wollte sich nicht den Kopf zerbrechen.

Doch in dieser Nacht von Dienstag auf Mittwoch hatte Robbi Kopfzerbrechen. Er hatte den Auftrag für den Bau eines Parkhauses in der Kölner Innenstadt bekommen. Das bisher größte Projekt seiner jungen Firma – mit den größten Schwierigkeiten. Seit der Rheinpegel gestiegen war, hatten sie Grundwasser im Fundament. Astronomische Kosten liefen auf. Am nächsten Vormittag um zehn Uhr fand eine Besprechung mit dem Baudezernenten statt. Dann musste Robbi eine Lösung präsentieren. Eine Lösung, die ihm einfach nicht einfallen wollte.

Bis halb sieben wälzte er sich mit Kopfschmerzen im Bett hin und her. Dann schaltete er die Kaffeemaschine an und ging unter die Dusche. Die Kopfschmerzen wurden schlimmer. Was war nur los mit ihm? Ein Kater? Von einem Wein?

Er zog einen dunkelgrauen Sommeranzug und seine schwarzen Schuhe an und ging zu Fuß aus dem Haus, in der Hoffnung, die frische Luft könnte helfen. Sein Büro lag in der Breite Straße, dreieinhalb Kilometer von seinem Haus entfernt, genau die richtige Distanz. Als er drei Kilometer gegangen war, bekam er Hunger.

Robbi betrat ein Café, kalter Zigarettenrauch schlug ihm entgegen, aber dieser roch nicht nach Asche und alten Tapeten, sondern nach Terpentin. Die einzigen Gäste, zwei Männer, hatten Gesichter wie aus einem Zerrspiegel. Hinter dem Tresen stand eine Frau in einer dottergelben Kunstseidenbluse, die ihn zahnlos anlächelte.

»Ich hätte gerne ein Frühstück«, sagte Robbi.

»Ich kann Ihnen zwei Eier mit Speck machen.«

Robbi sah ihre gesplitterten Fingernägel und den Schmutz darunter. Der Hunger war ihm vergangen.

»Lieber ein Kölsch«, sagte er.

»Na, das ist doch mal ein Wort«, erwiderte die Wirtin und lachte, und jetzt waren ihre Zähne wieder da. Die beiden Männer steckten sich Zigaretten an. Der Rauch zog hinter die Schnapsflaschen und legte sich auf die blinden Spiegel. Dann kam er zurück über den Tresen gekrochen, in Robbis Nasenlöcher und in die Stirn. Diesmal roch er nach Wacholder.

Robbi nahm zwei kräftige Schlucke. Das Kölsch war schal. Liegt vielleicht an der Zahnpasta auf meinen Geschmacksknospen, dachte er.

»Was ist?«, fragte die Wirtin. »Schmeckt nicht?«

Robbi schüttelte den Kopf. Der Alkohol pochte in seinem Hirn, das war ihm noch nie passiert. Die Wirtin nahm die Glas, roch daran und sagte: »Der Herr hat etwas an unserem Kölsch auszusetzen. Kalle, hast du dafür eine Erklärung?«

Einer der beiden Männer lachte so laut, dass es Robbi wie Stricknadeln in die Trommelfelle fuhr. Die Wirtin hatte schon ein neues Kölsch hingestellt. Er probierte, es schmeckte noch scheußlicher als das erste.

Kann man den so schnell zapfen, dachte Robbi. Ich lass mich hier doch nicht verarschen.

Er nahm die Glas und warf es auf den blinden Spiegel, genau zwischen die beiden Aquavitflaschen. Robbi war zufrieden mit dem Wurf.

Als er wieder an der Luft war, schnitt ihm ein Auto den Weg ab, der Fahrer gab, nachdem er über den Bordstein gerumpelt war, noch einmal Gas. Robbi meinte, sein Schädel müsste platzen. Er schüttelte die Faust, ein Köter sprang ihn an, er versetzte ihm einen Fußtritt und sah auf die Uhr. Gleich würde die Sekretärin das Büro aufschließen, sein Assistent würde kommen, und dann war kein vernünftiger Gedanke mehr möglich. Er brauchte vorher eine Lösung, man konnte nicht warten, bis der Rheinpegel gefallen war. Je schneller er ging, desto dichter massierten sich die Menschen um ihn. Ein Kerl mit einem Pfannkuchengesicht stellte sich ihm in den Weg, holte mit der Faust aus, aber Robbi konnte unter ihm durchtauchen. Dann sah er eine Schafherde, die die Ehrenstraße hinunterlief. Robbi trat nach den verfilzten Tieren, vergeblich, seine Schuhe versanken in der weichen Wolle. Der schwarze Hirtenhund lief auf ihn zu, sprang ihn an und verwandelte sich im Flug in einen großen Panther. Robbi brüllte den Schäfer an, erntete jedoch nur Gelächter.

Die Grabungsarbeiten, dachte Robbi. Die Baumaschinen, die gemietet waren, die Vertragsstrafen. Eine Lösung musste her.

Zwei Polizisten kamen. »Sie brauchen mich nicht zu geleiten«, schrie er, als sie ihn an den Handgelenken fassten, »räumen Sie einfach die Schafe aus dem Weg.«

Sie verstanden ihn nicht, und er riss sich los. Doch dann kamen sie von allen Seiten.

Die Stationsschwester rief mich zu Frau Helmer ins Zimmer. Die alte Dame litt unter den Folgen einer Gallenblasenentzündung. Sie war ein stiller, angenehmer Patient, der für das Personal stets ein freundliches Wort übrig hatte. Deshalb war ich erstaunt, sie in höchster Erregung vorzufinden. »Was ist geschehen?«, fragte ich.

Sie deutete auf die offene Schublade ihres Nachtkästchens. »Da war es drin. Von meiner Urgroßmutter. Es stammte aus Lettland, meine Großmutter trug es in Budapest auf ihrer Hochzeit, meine Mutter hat es mir auf ihrem Sterbebett in Frankfurt – da war sie schon fast erblindet – ums Handgelenk gelegt.« Sie weinte. Und ich erfuhr, dass man Frau Helmer ein brillantbesetztes Armband entwendet hatte. Schon seit Wochen kämpften wir mit einer Serie von Diebstählen. Und nicht nur wir. Offensichtlich suchte der Täter in immer neuen Verkleidungen sämtliche Kliniken der Stadt heim, doch nirgendwo konnte man ihn fassen, ja es gab nicht einmal eine verlässliche Personenbeschreibung. Ich versuchte Frau Helmer zu beruhigen und verlor natürlich kein Wort darüber, dass ein solcher Wertgegenstand in einer einfachen Schublade nicht gut aufgehoben war. Meine Befragung des Personals blieb ergebnislos, nur eine Schwesternschülerin meinte, sie habe einen jungen Mann bemerkt. »Wie sah er denn aus?«, fragte ich. Sie wurde rot, offensichtlich war er ihr eher positiv aufgefallen. Da wurden wir unterbrochen, weil man mich dringend am Telefon verlangte. Es war mein Freund und Oberarzt Norbert Fischer: »Tut mir leid, wenn ich Sie störe.«

»Worum geht es?«

»Ich bin in Ihrer ehemaligen Klinik, in der geschlossenen Abteilung der Nervenklinik. Robert Leitner ist von drei Polizisten eingeliefert worden. Er ist nicht zu bändigen.«

Ich kannte Robbi als Tennispartner. Ich wusste, wie kräftig er war. Entsprechend massiv würden die Maßnahmen sein, um ihn ruhigzustellen. Die Methoden der geschlossenen Abteilungen sind, da oft Leib und Leben des Pflegepersonals auf dem Spiel stehen, nicht zimperlich.

»Wie ist das Krankheitsbild?«

»Er hat hohes Fieber, aber da er wie ein Wahnsinniger tobt, ist eine Diagnose nicht möglich. Man kann ihn einfach nicht genauer untersuchen.«

»Lassen Sie ihn auf unsere Intensivstation einweisen.«

Ich war noch vor Robbi auf der Station und hörte ihn kommen. Er wurde auf dem Bett hereingeschoben, in Begleitung Dr. Fischers und dreier Feuerwehrleute. Er schrie wie am Spieß und versuchte, obwohl angegurtet, nach allem und jedem zu treten oder zu schlagen, was in sein Sichtfeld kam.

»Robbi!«, sagte ich mit ruhiger, fester Stimme. »Ich bin's, Walter Möbius.«

Er belegte mich mit einer Flut an Kraftausdrücken, ohne mich zu erkennen. Mir blieb keine andere Möglichkeit, als ihn zu sedieren. Eine erste Spritze zeitigte keine Wirkung, ebenso wenig die zweite. So musste ich ihm, während die Pfleger seinen Arm blockierten, die dreifache Dosis des Beruhigungsmittels spritzen.

Als er einschlief, entspannten sich die Pfleger und Dr. Fischer, die alle verschwitzt und erschöpft waren. Die Schwestern auf der Station waren wenig begeistert über den neuen Gast, denn in diesem Moment lagen zwei Patienten mit einem Schlaganfall und drei mit einem Herzinfarkt auf der Intensivabteilung. Sie brauchten Ruhe und die volle Aufmerksamkeit. Wir führten bei Robbi die wichtigsten Untersuchungen durch, fanden aber kein anderes auffälliges Symptom als das Fieber von 40,8° C, das von einem rasenden Puls begleitet wurde. Wir waren erleichtert, dass keine Hirnblutung für die plötzliche Veränderung seiner Persönlichkeit verantwortlich war. Das hohe Fieber deutete eher auf eine Infektion im Nervensystem hin. Um diesen Verdacht zu erhärten, musste man allerdings Nervenwasser aus der Wirbelsäule entnehmen. Ein heikler Eingriff, selbst bei einem ruhigen Patienten. Noch war Robbi sediert und im Dämmerzustand. Ich rief vier Pfleger, wir schnallten den Patienten ab, richteten seinen Oberkörper auf und entblößten den Rücken. Dann bogen wir seine Wirbelsäule zu einem Rundrücken, sodass ich die Nadel zwischen die Wirbel einführen und den Liquor entnehmen konnte.

Als ich die Testflüssigkeit in das Schälchen mit dem Liquor gab, flockte sofort Eiweiß in Form von Schlieren aus, der Beweis für eine Infektion. Die Laboranalyse und ein Blick durch das Mikroskop ließen vermuten, dass er eine akute Virus-Enzephalitis hatte. Durch eine solche Entzündung des Gehirns staut sich Flüssigkeit, und der Druck hatte zu bestialischen Kopfschmerzen, Halluzinationen und Aggressionsschüben geführt.

Die Therapie war klar: virushemmende und entwässernde Mittel gegen das Hirnödem.

Am nächsten Morgen ging ich früher als gewöhnlich in die Klinik, um nach Robbi zu sehen. Seine Pupillen bewegten sich unter den geschlossenen Lidern, dann schlug er die Augen auf, ließ den Blick über die Geräte zum Fenster wandern. Draußen schimmerte gerade das Morgenrot über den Dächern der Stadt. Er starrte mich fragend an.

»Ich bin es, Walter Möbius«, sagte ich. »Erkennst du mich?«

»Ja, sicher.« Sein Blick irrte jetzt hektisch durch den Raum. »Warum bin ich hier?«

»Es geht dir nicht gut.«

Ich hatte ihn losgebunden. Er versuchte, aus dem Bett zu springen, aber ein gequälter Gesichtsausdruck verriet, dass er Schmerzen hatte. Ich drückte ihn sanft auf das Kissen zurück. »Du musst dich noch einen Moment ausruhen. Seit wann geht es dir schlecht?«

»Mir geht es nicht schlecht.« Seine Aussprache war undeutlich, was an den Beruhigungsmitteln oder dem Fieber liegen konnte. Vielleicht war es aber auch ein Zeichen für eine neurologische Störung.

»Du hast Fieber.«

»Ich habe Durst.«

Ich reichte ihm einen Becher mit Wasser, und als er zu trinken versuchte, verzog er wieder vor Schmerz das Gesicht.

»Fällt dir das Schlucken schwer?«

»Die Besprechung. Sie ist um zehn.«

»Bis dahin hast du noch Zeit«, sagte ich.

»Welcher Tag ist heute?«

Inzwischen war Donnerstag. Ich wusste von Robbis Frau, dass er am Vortag einen wichtigen Termin in seiner Firma gehabt hätte, zu dem er nie erschienen war. Deshalb log ich: »Mittwoch. Sechs Uhr dreißig. Wir haben noch ein paar Stunden Zeit. Was tut dir weh?«

»Der Kopf.«

»Seit wann?«

»Schon eine ganze Weile, aber seit letzter Nacht sind die Schmerzen unerträglich.«

Ich sah gerade noch die Faust kommen. Meine Reflexe aus der Handballzeit funktionierten noch, ich wich zur Seite aus, und Robbi schlug ins Leere. »Haltet ihr mich alle für bescheuert?«, schrie er.

Ich warf mich auf ihn, blockierte seine Arme und zog den Bauchgurt durch die Schnalle. Dabei rief ich nach einer Schwester. Robbi versuchte, sich aufzubäumen, er trat zur Seite, warf einen Infusionsständer um und brüllte aus Leibeskräften, sodass nach kürzester Zeit vier Schwestern und drei Ärzte um das Bett standen.

»Du bist krank.«

»Hör auf mit dem Scheiß! Ich hab nur ein wenig Kopfschmerzen. Lass mich telefonieren, danach kannst du hier deinen Firlefanz veranstalten.«

»Zuerst muss ich noch ein paar Untersuchungen machen.«

Ich spritzte Robbi noch einmal ein Beruhigungsmittel. Dann drehte ich mich um und sah auf die Wand, die Robbi fixiert hatte. Dort hing ein Kalender, auf dem der Wochentag angezeigt wurde: Donnerstag. Er hatte also meine Notlüge durchschaut. Das hieß, luzide Momente wechselten bei ihm mit Halluzinationen und Entgleisungen.

Die starken Kopfschmerzen und die Temperatur von 40,8° zeigten, dass das Virus immer noch in ihm tobte. »Robbi«, sagte ich, »ich glaube, wir kriegen dich schnell wieder auf die Beine. Aber dazu muss ich noch einmal eine Untersuchung durchführen. Bist du damit einverstanden?«

»Lass mich, du Kameradenschwein.«

Nur das Nervenwasser konnte Aufschluss darüber geben, ob unsere Therapie anschlug, auch wenn die äußeren Symptome sich kaum gebessert hatten.

Eine Enzephalitis ist eine höchst gefährliche Erkrankung, bei bakteriellen Formen liegt die Sterblichkeit der Patienten bei nahezu fünfzig Prozent. Selbst in minder schweren Fällen können Lähmungen, Sprachstörungen oder Formen von Autismus zurückbleiben.

Mir blieb nichts anderes übrig, als ihn wieder zu sedieren und die Prozedur zu wiederholen. Wir entblößten seinen Rücken, bogen die Wirbelsäule, ich punktierte ihn. Diesmal zeigte sich weniger Eiweiß im Liquor. Wir schienen auf dem richtigen Weg zu sein.

Als Robbi aus dem Tiefschlaf erwachte, war er deutlich ruhiger, und ich führte ein Gespräch mit ihm. »Ich muss in die Firma«, sagte er. »Es geht um meine Existenz.« Ich konnte ihn beruhigen, denn seine Mitarbeiter hatten einen Aufschub der Verhandlungen erwirkt.

Gegen Abend fiel das Fieber, und am nächsten Tag konnte Robbi zum ersten Mal seine Familie empfangen. Trotz der extrem ausgeprägten Symptome verlief die Genesung ohne Komplikationen, und nach achtzehn Tagen konnten wir ihn entlassen.

Ich ging noch einmal in sein Zimmer, wo er gerade die letzten Sachen zusammenpackte. »Robbi«, sagte ich, da er nicht gehört hatte, dass ich eingetreten war, und mir gerade den Rücken zukehrte. Als er sich umdrehte, deutete ich eine Gerade mit der Rechten an, instinktiv tauchte er zur Seite weg. Er runzelte die Stirn und wollte mich zur Rede stellen, als die Tür aufgerissen wurde. »Herr Professor, kommen Sie schnell«, rief meine Stationsschwester. »Eben ist ein junger Mann aus dem Zimmer der Patientin Rettich gekommen, aber Frau Rettich war gerade beim Röntgen, und er behauptete, er suche eine Frau Meyer. Aber wir haben keine Frau Meyer auf Station.«

»Wo ist er jetzt?«, fragte ich.

»Abgehauen, aber ich habe Herrn Grimm informiert.«

Herr Grimm war unser Pförtner, ein Mann mit phänomenalem eidetischem Gedächtnis und von absoluter Zuverlässigkeit. Ich lief mit der Stationsschwester durch die Flure und kam in den Eingangsbereich der Klinik.

Herr Grimm saß hinter seiner Theke und lächelte. Dann wies er mit dem Kopf auf den sogenannten Glaskasten. Dies ist eine aus zwei gläsernen Schiebetüren bestehende Schleuse am Eingang. Er hatte sie per Knopfdruck blockiert und die Polizei verständigt. In dem Glaskasten tobte ein junger Mann mit langen Haaren und Militärparka: Er schlug mit den Fäusten gegen das Panzerglas, spuckte und schrie.

Als die Polizei vorfuhr, hatten sich zahlreiche Schaulustige eingefunden, die, als Herr Grimm die Tür entriegelte und der Dieb den Beamten in die Arme lief, einen lautstarken Jubel anstimmten.

Einige Wochen später kam ich von einem Ausflug mit dem Fahrrad in die Stadt zurück. Es war ein schöner Spätsommertag, ich fuhr den Rhein entlang, auf dem sich die Nachmittagssonne spiegelte. Unter mir lag die »Alte Liebe«, ein Frachtkahn, den man in ein schwimmendes Lokal verwandelt hatte. An Deck saß Robbi mit seiner Frau und winkte mir zu. Ich stellte mein Rad ab und ging an Bord.

»Trink was uns«, sagte Robbi. »Wir haben uns damals ja nicht einmal richtig verabschiedet, und bedankt habe ich mich auch nicht.«

Ich setzte mich zu ihnen an den Tisch, und wir plauderten über die Kinder, über die Arbeit. Die Taue knarrten, gemächlich zogen die Schiffe den Fluss hinauf, dessen Wasser grünlich leuchtete. »Wie hast du damals dein Problem in der Firma gelöst?«, fragte ich.

»Das war nicht so dramatisch, ein paar starke Pumpen und eine Spezialverschalung haben genügt. Aber du bist mir auch noch eine Erklärung schuldig.«

Er nahm seine Frau in den Arm, die sich an ihn lehnte und gegen die tief stehende Sonne die Augen zusammenkniff.

»Was sollte das mit dem Faustschlag am Ende? Wolltest du meine Reflexe testen? War das die Abschlussuntersuchung?«

Ich lachte. »Nein, eine kleine Retourkutsche. Du hättest mich fast mit einer Geraden erwischt.«

Er schüttelte den Kopf. »Habe ich so schlimm getobt? Daran kann ich mich nicht erinnern. Aber an den Weg in die Stadt umso besser. Du glaubst nicht, was ich da alles erlebt habe.«

Und so erfuhr ich vom schlechten Kölsch, der Schafherde und dem schwarzen Panther.

Contergan

Vor wenigen Jahren besuchte ich auf einer meiner Südamerika-Reisen mit den Salesianern von Don Bosco eine große Leprastation bei Manaus. Der Flachbau mit seinen großen Fenstern und Veranden lag in einer parkähnlichen Anlage, große alte Laubbäume spendeten Schatten über weißen Pavillons, alles wirkte freundlich und einladend. Doch als ich mit Pater Oerder und der Oberschwester das Gebäude betrat, bot sich mir ein schockierender Anblick: Menschen im Rollstuhl, mit Stümpfen anstelle der Gliedmaßen, weggefressenen Nasen, Ohren, Fingern, Zehen. Frische Verbände, vernarbte Wunden, es sah aus wie in einem Kriegslazarett. Insgesamt lebten etwa hundert Patienten in der Einrichtung.

Die Weltgesundheitsorganisation hatte 1990 zum Ziel erklärt, bis zur Jahrtausendwende die Lepra auszumerzen, doch noch heute gibt es jährlich etwa 250 000 Neuinfektionen. Rund vier Millionen Menschen leben mit durch die Lepra verursachten Behinderungen – Behinderungen, die vermeidbar wären, weil eine simple Antibiotika-Therapie im Frühstadium den Erreger abtötet. Sie kostet nur fünfzig Euro pro Patient. Aber Lepra ist die Krankheit der Ärmsten, für die fünfzig Euro unerschwinglich sind.

In einem Zimmer der Verwaltung saß ein junger Mann an einer Schreibmaschine. Als er uns vorübergehen sah, winkte er freundlich mit den Hölzchen, die an seinen Armstümpfen angebracht waren.

Jahrhundertelang wurden Leprakranke als Aussätzige gebrandmarkt, man isolierte sie, gab ihnen Ratschen oder Schellen, mit denen sie auf sich aufmerksam machen mussten, damit niemand in ihre Nähe kam. Und noch heute sind Diskriminierungen in Ländern wie Nepal, Indien oder Senegal erlaubt, und noch immer ist nicht ganz klar, wie Lepra übertragen wird, vermutlich durch Tröpfcheninfektion und Hautkontakt. Tückisch ist, dass die Inkubationszeit bis zu dreißig Jahre betragen kann. Trotzdem ist die archaische Furcht vor Ansteckung übertrieben. Es ist vor allem der erschütternde Anblick der Leprakranken, der die panische Reaktion der Mitmenschen auslöst.

Vielleicht ist Lepra die schlimmste Krankheit überhaupt, nicht nur wegen der furchtbaren körperlichen »Verwüstungen« und der Ansteckungsgefahr, sondern weil die Betroffenen sich ausgestoßen, minderwertig und allein gelassen fühlen und viele sich aus Schamgefühl nicht zum Arzt trauen. Ein Mensch kann ohne Gliedmaßen leben, ja glücklich sein, nicht jedoch ohne menschliche Zuwendung.

Diese Überzeugung lebten die Patres der Salesianer vor, und in besonderem Maße die Oberschwester, die uns herumführte. Sie war etwa fünfzig Jahre alt, eine kleine, kräftige Frau mit energischem Wesen, das sich jedoch nicht in lauten Worten und theatralischen Gesten bemerkbar machte. Ein Blick, eine knappe Bemerkung von ihr genügten, und ein heftiger Streit in der Küche war geschlichtet, eine Anordnung gegeben, die Verzweiflung einer Patientin besänftigt.

Als eine Frau, die an Krücken ging, die Oberschwester sah, kam sie auf uns zugehumpelt. Sie trug orthopädische Schuhe, die nicht so recht auf ihre verkrüppelten Füße passten. Ihr Anblick war selbst für einen an Missbildungen gewöhnten Mediziner erschütternd. Es fehlte die Nase, ein Ohr war nur noch in Resten zu sehen, ein Auge (fast erblindet) stand hervor, und auch das Hörvermögen schien massiv eingeschränkt zu sein, denn die sonst so moderate Oberschwester schrie sie fast an. Warum sie so traurig sei, fragte sie in einem portugiesischen Dialekt. Die Frau reichte der Oberschwester eine Mandarine. Sie konnte sie nicht schälen, weil ihr die Finger fehlten.

Lepra tötet die Nervenzellen ab, wodurch Blutgefäße verstopfen, Knorpel und Gewebe absterben. Außerdem verletzen die Patienten sich, da sie schmerzunempfindlich werden, oft selbst und werden auf die Wunden zu spät aufmerksam.

Die Schwester nahm die Patientin in den Arm wie ein Kind, strich ihr über die Wange, über das schüttere Haar, unter dem die vernarbte Kopfhaut zu sehen war, wischte ihr die Tränen ab und redete begütigend auf sie ein. Dann schälte sie die Mandarine und schob ihr geduldig einen Schnitz nach dem anderen in den Mund.

Sie hatte die Verwaltung und das Pflegepersonal zu koordinieren, Dienstpläne zu erarbeiten und Hilfsgelder zu beantragen. Von früh bis spät schuftete sie zäh und effizient, aber plötzlich war die Betriebsamkeit von ihr abgefallen. Es gab nur noch die Mandarine, die aus den Fingern der Schwester zwischen die Lippen der Patientin wanderte. Die neunundneunzig anderen Patienten waren ebenso vergessen wie die ausländischen Besucher, die Verpflichtungen im Management. Die verstümmelte Frau war für einen Moment wieder Kind, das einzige Objekt mütterlicher Hingabe. Dies war kein professioneller Kniff der Schwester, sie empfand in diesem Augenblick genau so.

Ich war tief beeindruckt von dieser Szene.

Als wir die Station verließen, kamen wir erneut an dem Verwaltungszimmer mit dem jungen Mann vorbei. Wieder winkte er mit einem freundlichen Lächeln, und ich rief ihm einen Gruß zu. Ob ich der deutsche Doktor sei, fragte er in fließendem Englisch. »Schön, Sie kennenzulernen.« Da ihm offenkundig nach einem Gespräch zumute war, trat ich in sein Büro, einen kleinen wohlgeordneten Raum mit Aktenschränken und Bücherregalen. Vor dem Fenster sah man das satte Grün des Parks, dahinter die Silhouette Manaus'.

Er fragte mich nach meiner Herkunft, meinen Eindrücken und meinem Beruf. »Ich bin hier in der Verwaltung«, sagte er. »Ein guter Job, der Spaß macht.«

Er hatte ein hübsches, glattes Gesicht, und auch sonst konnte ich keine Spuren der Erkrankung sehen, nur die beiden Armstümpfe, die in Lederkapseln steckten, an denen jeweils ein Holzstab befestigt war. Damit tippte er in erstaunlicher Behändigkeit.

Während er von seiner Mutter erzählte, die sechs Kinder großgezogen und ihm trotz ihrer Armut den Besuch einer guten Schule ermöglicht hatte, legte er die Prothesen ab, fuhr sich über die Stirn und lächelte mich an. Ich bewunderte den Mann dafür, dass er sein Schicksal mit einer fast heiteren Selbstverständlichkeit ertrug.

Als er sah, dass ich gedankenverloren seine Hände betrachtete, hob er die Stümpfe und sagte auf Portugiesisch: »Dismelia.«

Ich war verwirrt und fragte noch einmal auf Englisch nach: »Dysmelie?« So nennt man die Fehlbildungen an Gliedmaßen von Neugeborenen.

Er nickte. »Talidomida.«

Thalidomid war ein Wirkstoff, den man zur Bekämpfung der Lepra einsetzte.

»Wann haben Sie Talidomida eingenommen?«, fragte ich.

»Nicht ich habe es genommen, meine Mutter.«

»Weil Ihre Mutter an Lepra erkrankt war?«

Er schüttelte den Kopf. »Meine Mutter kann nicht lesen. Auf dem Medikament ist ein Symbol, eine schwangere Frau, die wie auf einem Verkehrsschild mit einem Schrägstrich durchkreuzt ist. Sie hatte bereits fünf Kinder. Sie wollte keine mehr.«

Plötzlich wurde mir die ganze Tragik klar. Der junge Mann vor mir litt nicht an Lepra, er war ein spätes Contergan-Opfer, denn Thalidomid ist der Wirkstoff im Contergan. Seine Mutter hatte das Medikament für eine Antibabypille gehalten. Sie hatte den jungen Mann, der mich mit einem milden Lächeln betrachtete, nicht haben wollen. Ich rechnete nach. Er war vielleicht Mitte zwanzig, war also in den Achtzigerjahren geboren, zwanzig Jahre nach dem Verbot von Contergan. Ich erfuhr, dass die Firma Grünenthal die Lizenz für den Wirkstoff Thalidomid, nachdem er aus Deutschland verbannt worden war, weiterverkauft hatte. Unter anderem als Mittel gegen Lepra.

Ich musste an die vielen Contergan-Opfer denken, mit denen wir seit 1957 in und außerhalb Europas zu tun hatten. Wissenschaftler sprachen damals von der schlimmsten Katastrophe in der modernen Arzneimitteltherapie. Gegen morgendliche Übelkeit und Schlaflosigkeit nahmen Schwangere das angeblich harmlose und bis 1961 rezeptfreie Medikament Contergan ein. Als die Kinder dann zur Welt kamen, hatten sie fehlgebildete Arme, Beine oder Organe. Bei manchen fehlten Organe ganz, oder die Missbildungen waren sogar so stark, dass die Babys starben.

Eines Tages kam ich durch meinen Chef Professor Scheid in direkten Kontakt mit der juristischen Aufarbeitung des

Skandals. Zu dem Prozess gegen die Erzeugerfirma Grünenthal im Jahr 1968 wurden hochkarätige Gutachter geladen, mein Chef war einer von ihnen.

Als der Richter ihn aufrief, musste er den riesigen Gerichtssaal durchqueren und sich an ein Tischchen setzen, das wie in einer Arena, leicht erniedrigt, zwischen den aufgebrachten Parteien stand. Eine Phalanx von zwanzig Anwälten – sie vertraten die Beklagten – thronte erhöht zu seiner Linken und machte Professor Scheid, sobald er seine wissenschaftlichen Erkenntnisse formulierte, mit arroganten Anwürfen, Gebell und theatralischen Drohgebärden nieder. Mein Vorbild und Lehrmeister war sprachlos angesichts des unsachlichen und agitatorischen Gebrülls und sank immer mehr in sich zusammen. Die wissenschaftlichen Zusammenhänge waren kompliziert, sie forderten ein hohes Maß an Konzentration, doch diese Konzentration wurde zunichte gemacht. Professor Scheid hatte für Aufklärung, für Gerechtigkeit sorgen wollen, doch nun irrte er hilflos auf einem Schlachtfeld umher, auf dem seine Argumente keinerlei Wirkung zeigten. Es wurde ein Spektakel inszeniert, bei dem er aus der Rolle des Anklägers in die des Opfers, ja des Delinquenten gedrängt wurde.

Nach jeder Verhandlung saß er stumm und niedergeschlagen auf dem Beifahrersitz. Ich steuerte das Auto über Landstraße und Autobahn und wusste nicht, was ich sagen sollte.

Ich verstand die Anwälte nicht, die sich wegen eines Honorars für ein so schäbiges Schauspiel hergegeben hatten, ich verstand den Richter nicht, der den couragierten Gutachtern nicht den Rücken stärkte.

Für meine spätere Tätigkeit als Prozessgutachter zog ich jedoch meine Lehren aus diesem Drama. Ich lernte, dass vor Gericht nicht unbedingt recht bekommt, wer recht hat.

Als ich nun die verstümmelten Hände des jungen Mannes sah, war die Wut plötzlich wieder da. Den Richter hatte man später wegen Befangenheit abgelöst. Trotzdem war der Prozess wegen geringfügiger Schuld der Angeklagten und mangelnden öffentlichen Interesses an der Strafverfolgung eingestellt worden. Wo begann das öffentliche Interesse? Ab welcher Opferzahl?

Viele Analphabeten in Lateinamerika hatten das Symbol auf der Medikamentenschachtel – die Schwangere mit dem durchgestrichenen Bauch – als Verhütungsmittel gedeutet, und so gab es dort Hunderte neuer Contergan-Fälle.

Wie viel hätte es gekostet, eine Aufklärungskampagne zu starten, über Fernsehen und Rundfunk einen Aufruf zu verbreiten, dass man Talidomida auf keinen Fall während der Schwangerschaft einnehmen darf, weil es den Embryo schädigt? Inzwischen bekamen die Contergan-Opfer in Europa eine Entschädigung, die zum Großteil von Grünenthal finanziert wurde. Mit Geld, das aus den Lizenzerlösen in der Dritten Welt stammte?

»Sie kann nicht lesen und nicht schreiben«, sagte der Mann. »Aber sie ist eine großartige Mutter – und eine großartige Köchin. Wenn Sie Zeit haben, würden wir Sie gerne zum Essen einladen.«

Ich musste dankend ablehnen, denn noch am selben Tag setzten wir unsere Reise fort.

Die Fußfessel

Dr. Scholz liebte Waldhonig. In seiner Kindheit war er mit dem Großvater oft auf dem Traktor an den Rand der Buchenhaine gefahren und hatte Bienenstöcke aufgestellt. Doch ausgerechnet an diesem Samstag war der Honig aus. Und so nahm er, statt zu frühstücken, seinen Staubmantel von der Garderobe und rief seiner Frau zu: »Ich bin sofort zurück.«

Er irrte.

Als er in den Vorgarten trat, bemerkte er den Wagen nicht, der vom Ende der Straße heranrollte. Ohne Hörgerät nahm er die Welt wie in Watte gepackt wahr. Die Farben strahlten in der Morgensonne, die Schulkinder lachten, weil sie frei hatten, und der Weißdorn verbreitete seinen schweren Duft.

Die automatische Schiebetür des Einkaufszentrums öffnete sich vor ihm, und er war stolz, dass dieser monumentale Bau seiner Unterschrift zu verdanken war. Er hatte an das Projekt geglaubt und den Kredit gegen den Widerstand der Landesdirektion bewilligt. Er tauchte in das Gedränge der jungen Mütter mit ihren Taschen und Einkaufswagen ein und wandte sich an den Stand des Imkers. Auf einem Handkarren standen rechts und links Honiggläser gestapelt wie Büchsen, auf die man auf der Kirmes mit Gummibällen wirft.

Er fand ein Fünfhundert-Gramm-Glas Lindenblütenhonig, bezahlte, indem er großzügig aufrundete, und wünschte dem Imker ein schönes Wochenende. Als er hinaus auf den

Parkplatz treten wollte, traf er seinen Nachbarn, Dr. Kehlritz, doch er ging rasch an ihm vorüber, da er in dem Motorenlärm unmöglich ein Gespräch hätte führen können.

Der Wagen, der ihm gefolgt war, hatte eine Runde auf dem Parkplatz gedreht, beschleunigte und hielt mit quietschenden Reifen vor ihm. Dr. Scholz roch das verbrannte Gummi, als die zwei Männer heraussprangen und ihn anbrüllten. Er wurde gegen die Karosserie geworfen, man trat ihm von innen gegen die Unterschenkel, visitierte ihn und fesselte ihm mit Handschellen die Hände auf den Rücken.

Als er auf die Rückbank des Polizeiwagens gedrückt wurde, kam sein Nachbar und rief ihm etwas zu. Dr. Scholz wies nur hilflos mit dem Kinn in Richtung seines Hauses, der Nachbar sollte seine Frau verständigen.

Dann wurde ihm schlecht, und er verlor für einen Augenblick das Bewusstsein.

Ich saß gerade in meinem Arztzimmer und sprach mit einem Patienten, der mit Bauchkrämpfen und nächtlichen Schweißausbrüchen zu mir gekommen war, als in meinem Zimmer das Telefon klingelte. Ich war etwas ungehalten und schaltete die Leitung zu meiner Sekretärin: »Sie wissen doch, dass sie mir während der Sprechstunde keine Anrufe durchstellen sollen.«

Der Patient zog seinen Pullover hinab und schaute mich neugierig an.

»Es ist die Polizei«, sagte meine Sekretärin.

Ich überlegte einen Moment, dann nahm ich den Anruf an. Ein Hauptkommissar mit einer sonoren Stimme war am Apparat. »Herr Dr. Scholz trägt einen Zettel bei sich mit Ihrer Telefonnummer und dem Hinweis, Sie seien der für ihn verantwortliche Arzt. Ist dem so?«

»Ja. Aber darf ich fragen, wieso …«

»Herr Dr. Scholz macht einen verwirrten Eindruck, vielleicht braucht er ärztliche Betreuung.«

»Die braucht er mit Sicherheit. Was ist ihm zugestoßen?«

»Es liegt ein Haftbefehl gegen ihn vor. Wir haben ihn in Gewahrsam genommen.«

Ich betreute Herrn Scholz seit sieben Jahren. Er hatte mir anvertraut, dass er Schwierigkeiten mit der Justiz gehabt hatte und noch immer in ein Verfahren verwickelt war. Mehr wusste ich nicht.

»Herr Dr. Scholz ist nicht haftfähig. Er leidet unter einer gefährlichen Gefäßerkrankung und extremen Blutdruckkrisen. Stresssituationen können zu einer tödlichen Eskalation führen.«

Der Mann am anderen Ende der Leitung hatte aufmerksam zugehört und gebrummt.

»Kann ich meinen Patienten kurz sprechen?«

»Ich fürchte, das ist nicht möglich. Er redet zusammenhanglos und reagiert auf Anrede überhaupt nicht.«

»Haben Sie seinen Blutdruck gemessen?«

»Wir sind hier auf einem Kommissariat.«

»Sie müssen augenblicklich einen Arzt rufen. Welche Symptome haben Sie noch beobachtet?«

»Einen geröteten Kopf und verzögerte Reaktionen.«

»Lassen Sie ihn sofort in ein Schwerpunktkrankenhaus einweisen.«

Dr. Scholz hatte das Blatt Papier mit dem Dienstsiegel vor sich, auf dem sein Name und in Großbuchstaben »Haftbefehl« stand. Er betrachtete den Polizeikommissar, der den Hörer auflegte und ihn aufmunternd anlächelte, als wäre er ein gewöhnlicher Kunde am Schalter.

Er dachte zurück an seine ersten Jahre in der Kreisspar-kasse, als die Kinder noch richtige Sparbüchsen brachten und einen Kugelschreiber und Luftballons bekamen für die paar Pfennigstücke. Vielleicht war das die Zeit gewesen, in der er sich im Bankgeschäft am wohlsten gefühlt hatte. Dann war die Fachakademie gekommen, die Karriere, bis hin zum Filialleiter. Es war ein guter und sinnvoller Beruf gewesen. Erst die Sparer, dann die Schuldner. Der erste von ihm ab-gezeichnete Kredit war für ein Fleischereifachgeschäft ge-wesen, dann waren es Autohäuser, ein Multiplex-Kino und schließlich das große Einkaufszentrum. Dr. Scholz hatte die Unterschriften unter einen aufblühenden Stadtteil gesetzt, seinen Stadtteil. Und dann war die Pensionierung gekom-men und seine zweite Chance.

Wo war Irene, seine Frau, wo waren seine Kinder, seine Enkelkinder? Nein, es war gut, dass sie ihn hier nicht sa-hen. Sie hätten sich ebenso geschämt wie sein Nachbar, Dr. Kehlritz, der ihn in das Polizeiauto hatte einsteigen se-hen.

Der Kommissar zeigte auf seine Armbanduhr und sagte etwas, was Dr. Scholz erneut nicht verstand. Eine halbe Stun-de verging, dann noch eine, und schließlich kam ein junger Mann mit einer Ledertasche, krempelte den Ärmel seines Hemdes hoch, legte ihm eine aufblasbare Manschette um den Oberarm und maß Blutdruck. Er redete, ließ sich die Zun-ge zeigen, fühlte den Puls. In den Gesprächspausen nickte Dr. Scholz, weil er keine Antworten geben konnte.

Am Nachmittag wurde ich wieder ans Telefon gerufen. Dies-mal war ein Beamter der Justizvollzugsanstalt in R. am Ap-parat. Er stellte sich als Sanitätsbeauftragter vor, es konnte nur um Dr. Scholz gehen. R. lag über hundert Kilometer von dem Kommissariat entfernt, mit dem ich am Morgen gesprochen hatte.

»Der Häftling hatte einen Zettel mit Ihrer Telefonnummer bei sich …«

»Er wurde doch nicht etwa in einem Polizeiwagen in Ihre Justizvollzugsanstalt gefahren, über hundert Kilometer, bei dieser Hitze?«

»Ich bin nur der Sanitätsbeauftragte. Ich rufe Sie an, weil der Mann einen verwirrten Eindruck macht. Er scheint nicht wahrzunehmen, was mit ihm geschieht, aber ich habe hier eine amtsärztliche Bescheinigung, datiert von heute Morgen, dass der Mann haftfähig sei.«

»Ich weiß nicht, welcher Arzt diese Bescheinigung ausgestellt, wie genau er ihn untersucht hat, aber sicher hat er die Krankenakte nicht gelesen. Darin liegen mehrere Gutachten von Universitätskliniken, Großkliniken und Amtsärzten, die alle dasselbe attestieren: Der Mann wird eine Gefängnisstrafe vermutlich nicht überleben. Sie müssen ihn sofort in das nächstgelegene Schwerpunktkrankenhaus einweisen.«

Der Sanitätsbeauftragte legte auf, und ich versuchte, mich wieder auf meine Arbeit zu konzentrieren. Es gelang mir nicht. Ich rief im Schwerpunktkrankenhaus an, das nahe des Kommissariats lag. Dort war er nie angekommen. Dann suchte ich die Nummer seines Anwaltsbüros heraus. Man gab mir einen Mann mit junger, dynamischer Stimme, der sich als sein Verteidiger vorstellte. Ich schilderte, was ich am Telefon erfahren hatte. »Wie ist es möglich, dass man ihn verhaftet hat?«

»Er ist in Berufung gegangen, weil er unschuldig ist. Er wollte die verhängte Haftstrafe nicht akzeptieren. Das Urteil sollte morgen gesprochen werden.«

Ich erfuhr schließlich, dass Dr. Scholz nun doch im Justizkrankenhaus lag, wo man ihn ursprünglich abgewiesen hatte. Wenn mich schon diese Irrfahrt am Telefon so aufbrachte, wie mochte es meinem Patienten gehen? Ich verlangte, den diensthabenden Arzt zu sprechen. Dies wurde mir verweigert. Ich bat um einen möglichst raschen Rückruf und begann zu warten. Aber ich wartete vergebens.

In der Nacht fand ich keinen Schlaf. Immer wieder musste ich an Dr. Scholz denken, dessen Blutgefäße so fragil waren, dass er jederzeit einen Hirnschlag bekommen konnte. Er war Ende sechzig, durch seine Krankheit aber vorzeitig gealtert. Gegen zwei Uhr klingelte das Telefon, und ich sprang sofort aus dem Bett. Eine weibliche Stimme stellte sich als Schwester Hildegard vor. Sie arbeite im Justizvollzugskrankenhaus und habe einen Dr. Scholz auf der Station. Sie mache sich große Sorgen, das Krankenhaus sei mit dem Patienten überfordert.

Ich sagte gebetsmühlenartig den Satz, den ich vor sechzehn Stunden das erste Mal gesagt hatte: »Sie müssen ihn unverzüglich in ein Schwerpunktkrankenhaus verlegen.« Ich erklärte kurz die Anamnese des Patienten. »Wenn ihm etwas zustößt, was angesichts dieser Tortur fast unvermeidlich ist, wird man Ihr Krankenhaus dafür verantwortlich machen. Ich habe oft genug gewarnt.«

»Ich weiß. Was kann ich als einfache Schwester denn unternehmen?«

»Bringen Sie den verantwortlichen Arzt dazu, Dr. Scholz in ein Schwerpunktkrankenhaus zu verlegen. Er kann dem Druck der Haft nicht standhalten.«

Sie versprach mir, alles zu tun, was in ihrer Macht stünde, und mich zu informieren, sobald es Neuigkeiten gab.

Am nächsten Morgen gegen sieben Uhr rief sie mich an. Dr. Scholz werde nun verlegt. Sie nannte mir den Namen des Krankenhauses. Es war Dienstag, ich nahm mir frei und machte mich auf den Weg.

Dr. Scholz war mit sechzig Jahren frühpensioniert worden. Zu früh, wie er fand. Seine Kinder waren erwachsen, seine Frau arbeitete, was sollte er den ganzen Tag alleine zu Hause tun? Dann kam ein Brief von einem Immobilienfonds, man suche erfahrene Anlageberater mit exzellenter Reputation. Dr. Scholz wurde nach Südspanien und in die Karibik geflogen, er sah weiß getünchte Feriendörfer, Hotels, Chalets mit Dächern aus Palmwedeln. Er sollte Privatanleger für diese Objekte anwerben. Die Referenzen waren ausgezeichnet, die Provisionen ebenso. Dr. Scholz' ältester Enkel wollte in den USA studieren und konnte finanzielle Unterstützung gebrauchen.

Dr. Scholz hatte bald einen weiten Kundenkreis, die meisten kannten ihn noch aus der Zeit, als er Filialleiter war. Man vertraute ihm gerne Geld an.

Vor fünf Jahren war der Chef der Fondsgesellschaft plötzlich ins Ausland verschwunden. Interpol suchte ihn. Dr. Scholz' Kunden forderten ihre Einlagen zurück, es gab Schwierigkeiten mit den Eigentumsrechten. Der flüchtige Chef hatte offensichtlich Objekte gezeigt, die dem Fonds gar nicht gehörten, und den Verkaufsgewinn auf Auslandskonten geparkt.

Gegen Dr. Scholz wurden Ermittlungen angestrengt. Er habe sich als Anlageberater des bandenmäßigen Betrugs mitschuldig gemacht. Dr. Scholz hatte Immobilien verkauft, die dem Fonds gar nicht gehörten oder nicht existierten. Zwei Jahre ohne Bewährung. Für Dr. Scholz nicht zu verstehen. Die Leute schauten ihn nicht mehr an. Doch er fühlte sich nicht als Betrüger. War er nicht vielmehr selbst betrogen worden? Das musste er beweisen. Er ging in Revision, sein Anwalt plädierte auf Freispruch, er war ebenso überzeugt wie sein Mandant, dass dieser unschuldig war.

Es war die Zeit der Finanzkrise. Banken- und Fondsgesellschaften waren unpopulär. Die Medien forderten ein hartes Durchgreifen gegen Betrüger und Abzocker. Dr. Scholz bekam zwei Jahre ohne Bewährung.

Nach mehrstündiger Fahrt – ich hatte wegen eines Geisterfahrers im Stau gestanden, weil man die Autobahn sperren musste – kam ich am Nachmittag im Schwerpunktkrankenhaus in D. an. Der Chefarzt wollte nicht mit mir sprechen, wurde aber, als ich auf gemeinsame Lehrer und Bekannte verwies, zugänglicher. Er führte mich auf die Stroke Unit (eine Spezialstation, in der Schlaganfall-Patienten in den ersten Tagen nach dem Anfall betreut werden), wo Dr. Scholz lag. Ich war schockiert. Er hatte einen hochroten Kopf, seine Augäpfel rotierten, und er schien vollkommen orientierungslos. Zwei Vollzugsbeamte bewachten ihn. »Herr Dr. Scholz, hören Sie mich?«, sprach ich ihn an. Er winkte kurz und tastete nach seiner Brille, die auf dem Nachttisch lag. Ich hörte ein merkwürdiges Klappern und sah etwas Metallisches am Bettrahmen blinken. Dr. Scholz' Füße waren mit Stahlschellen an das Bett gefesselt. »Das ist doch nicht Ihr Ernst?«, sagte ich zu den beiden Beamten. »Dieser Mann kann nicht einmal alleine aufstehen. Sie glauben doch nicht, dass er türmt, oder?«

Die Beamten zuckten mit den Schultern: »Ist nicht unsere Entscheidung.«

»Aber Sie haben doch genügend gesunden Menschenverstand …«

»Wir haben unsere Anweisungen.«

Ich gab es auf und versuchte, mich um meinen Patienten zu kümmern: »Herr Dr. Scholz«, sprach ich ihn an, aber er reagierte nur mit einem gequälten Gesichtsausdruck und wirren Satzfetzen. Er versuchte, sich aufzurichten, sank aber wieder auf das Kissen.

Ich schaute den Arzt an und sagte: »Sie sind zum Schutz Ihrer Patienten da. Bitte klären Sie die Beamten auf. Der Mann kann sich nicht auf den Beinen halten.«

»Gegen diese Anweisung bin auch ich machtlos.«

Auf dem Flur waren laute, aufgebrachte Stimmen zu hören. Frau Scholz kam herein, gefolgt von ihren Söhnen und einem jungen Mann, der sich als der Anwalt vorstellte. Er schien keine dreißig zu sein. Frau Scholz gab ihrem Mann einen Kuss auf die Stirn und setzte ihm vorsichtig das Hörgerät ins Ohr, an das er in der Aufregung selbst nicht gedacht hatte. »Was haben sie mit dir gemacht?«, flüsterte sie. Dr. Scholz konnte sich nun leidlich verständigen und schilderte seine Odyssee durch Kommissariate, Haftanstalten und Krankenhäuser.

Seine Artikulation war so undeutlich, dass ich eine akute Durchblutungsstörung im Gehirn vermutete. Ich machte den Arzt darauf aufmerksam. »Sie wissen so gut wie ich, dass Sie für eine extreme psychische Belastung sorgen. Daraus resultierende Läsionen im Hirn gehen auf Ihre Kappe.«

Der Anwalt wartete, bis ich gesprochen hatte, dann schlug er die Krankenakte auf: »Wer, meine Herren, ist für diese Unmenschlichkeit verantwortlich?« Die Beamten schauten den Arzt an, dieser sah zu Boden. »Jeder hat das Recht auf Leben und körperliche Unversehrtheit. Wenn ich Herrn Professor Möbius richtig verstanden habe, verstoßen Sie gegen Paragraf 3, Absatz 2 des Grundgesetzes. Des Weiteren verstoßen

Sie gegen § 223, § 224, § 226 und, sollte diese Behandlung fatale Folgen haben, § 227 des Strafgesetzbuches. Letzteres wird mit einer Freiheitsstrafe nicht unter drei Jahren geahndet. Da Sie dies nach der Belehrung durch Herrn Professor Möbius wissentlich tun, ist das Strafmaß bedeutend höher.«

»Sie müssen sich an den Staatsanwalt wenden. Er hat diese Anordnungen gegeben«, sagte der Arzt.

Ich ging aus dem Zimmer und versuchte, die Staatsanwaltschaft zu erreichen. Aber eine Kontaktaufnahme war nicht möglich, woraufhin ich im Justizministerium anrief. Angeblich waren der Minister und seine Mitarbeiter bereits außer Haus. Als ich wieder ins Zimmer trat, diskutierte die Familie, mit Unterstützung des Anwalts, mit den Beamten. Die Frau schrie, und Herr Dr. Scholz rutschte verstört im Bett hin und her, wobei die Fußfessel mit einem klackenden Geräusch an die Querstreben des Metallrahmens schlug. Ich betrachtete die geschwollenen Knöchel, in die der Stahl schnitt. »Für diese Durchblutungsstörung sind Sie ganz allein verantwortlich«, sagte ich zu den Beamten. Die Fessel war viel zu eng. Ich holte mein Handy heraus und schoss mehrere Bilder. »Meinetwegen«, knurrte einer der Beamten und löste die Fessel.

Am nächsten Morgen wurde ich endlich zum persönlichen Referenten des Ministers durchgestellt. Ich schilderte den Fall Dr. Scholz.

»Was ich hier erlebt habe, ist ein Guantanamo in Deutschland«, schloss ich.

Der Beamte hatte aufmerksam zugehört, ohne mich zu unterbrechen.

Wenige Stunden später ordnete das Ministerium die Freilassung des Patienten an.

Die kurz zuvor durchgeführte MRT wies eine frische Durchblutungsstörung im Stammhirn nach. Wäre es in dieser Region zu einer Hämorrhagie gekommen, hätte dies zu einer Querschnittslähmung, zu einem Locked-in-Syndrom oder gar zum Tode führen können.

Die Staatsanwaltschaft wurde daraufhin wegen schwerer Körperverletzung verklagt.

Als ich Dr. Scholz an einem Samstagmorgen besuchen wollte, rollte er gerade mit einem alten Geländewagen aus der Einfahrt. Im Kofferraum sah ich große, dunkelgrün lackierte Kästen.

»Was haben Sie denn geladen?«, fragte ich.

»Bienenstöcke. Ich bin unterwegs an den Waldrand. Wollen Sie mitkommen?«

Dr. Scholz lebt heute in Freiheit. Seit das Verfahren gegen ihn eingestellt wurde, konnten die Medikamente sukzessive reduziert, sein Blutdruck stabilisiert werden.

Der Schamane

Einst stand der Mond einsam am Himmel, und nachdem er viele Nächte so gestanden hatte, bekam er Hunger. Er kam herab auf die Erde, fand ein Termitennest und begann, die Tiere zu essen. Doch er wurde von den Erdbewohnern entdeckt und wollte zurück in den Himmel flüchten. Ein Krieger schoss mit Pfeil und Bogen nach ihm und traf ihn mitten in den Leib.

Aus der Wunde des Mondes tropfte Blut, fiel herab auf die Erde, und aus jedem Blutstropfen wurde ein Mensch geboren. Diese Menschen waren, nach dem Glauben der Yanomami, unsere Vorfahren.

Die Yanomami-Indianer sind der größte indigene Volksstamm Lateinamerikas.

Etwa 35 000 von ihnen leben heute zwischen Orinoco und Amazonas.

Ich habe meinen Arztberuf als ein permanentes Lernen empfunden. Aus unzähligen Begegnungen mit Lehrern, Patienten, aber auch fremden Kulturen habe ich Heilmethoden und Einsichten in den menschlichen Körper und manchmal auch in die menschliche Seele gewonnen. Heute belegt auch unsere westliche Wissenschaft, dass Methoden etwa der östlichen Meditations- und Heilkunst neurobiologische Prozesse in Gang setzen, die die Gesundung fördern. Wir können an fremden Kulturen unsere Intuition und unser Sensorium schulen und damit unser diagnostisches und therapeutisches Instrumentarium erweitern. Aber dazu müssen wir uns auf Experimente einlassen, für die unsere rationalistische Wissenschaft noch keine Messwerte hat.

Ein solches Experiment führte ich, eher unfreiwillig, im Jahr 1996 durch. Ich hatte damals das Glück, Pater Oerder, den Missionsprokurator der Salesianer, auf einer Südamerikareise begleiten zu können. Wir suchten Einrichtungen zur Schul- und Berufsausbildung auf, die der Orden aufgebaut hatte, und so kam ich auch in Kontakt mit den Yanomami. In einem Dorf im Urwald erwartete uns Pater Laudato, ein Italiener, der sich die Erhaltung der Yanomami-Kultur zur Lebensaufgabe gemacht hatte. Die Reise begann in Manaus, wir flogen mit einer Propellermaschine nach São Gabriel, fuhren danach acht Stunden mit einem Unimog über Urwaldpisten und weitere acht Stunden mit einem Speedboot flussaufwärts. Die einzige Straße, die in dieses Gebiet geführt hatte, war aus Angst vor Goldgräbern und Drogenschmugglern von den Ureinwohnern sabotiert worden. Sie endete nach zwanzig Kilometern im Nirgendwo.

Die unendliche Weite des undurchdringlichen Dschungels, die feuchte Hitze, das rätselhafte, manchmal fast schaurige Konzert der Tierlaute – vom ersten Augenblick an waren meine Sinne hellwach; dies war eine Welt, für die ich noch kein Instrumentarium besaß. Ich ließ mich entführen und sog alle Eindrücke auf: der junge Yanomami, der in stolzer Pose am Heck des schmalen Bootes stand und es in atemberaubender Geschwindigkeit durch Treibholz, Untiefen, herabhängende Äste steuerte. Eine Rast auf einer verwunschenen Sandinsel mitten im Fluss, frischer Fisch, der auf dem Feuer gegrillt wurde, während aus dem Blätterdach über uns die Schreie der Affen und die Rufe der Papageien schallten.

Schließlich kamen wir in das Dorf Maturaca. – etwa zwanzig strohgedeckte Lehmhütten, zwischen denen die Salesianer eine kleine Schule errichtet hatten. Pater Laudato, ein weißhaariger Italiener mit kräftigen Händen und einem strahlenden Lachen, nahm uns in Empfang. Er hatte die Sprache der Yanomami erforscht, eine Grammatik geschrieben und stand uns unter anderem als Dolmetscher zur Verfügung.

Vom ersten Moment an herrschte eine besondere Atmosphäre. Die Kinder waren aufgeregt, rannten schreiend um uns herum, die Erwachsenen betrachteten uns mit freundlicher Scheu. Pater Laudato war bei allen beliebt, das spürte man, Pater Oerder und ich waren Fremde.

In den nächsten Tagen erkundeten wir den Urwald, sahen uns die Plantagen der Yanomami und ihre Fischfanggründe an. Wenn wir gegen Abend ins Dorf zurückkamen, spielten die Kinder Fußball, und manchmal durften auch wir Erwachsenen an den Ball.

Eines Abends tanzte auf dem Dorfplatz ein hagerer, etwa sechzigjähriger Mann, der nur mit einem Lendenschurz und einem Federband, das von seinem Kopf baumelte, bekleidet war: der Schamane. Er stampfte auf, gab Zischlaute und einen permanenten Singsang von sich, manchmal spuckte er in alle Richtungen.

Die Männer des Dorfes standen in einigem Abstand stumm um ihn herum.

»Was hat das zu bedeuten?«, fragte ich.

»Ein junger Familienvater ist von einer Schlange gebissen worden. Eine der giftigsten Arten hier im Regenwald, das Gift ist tödlich, aber wie durch ein Wunder hat er überlebt. Er liegt in seiner Hütte, und der Schamane tanzt, damit er wieder gesund wird.«

Natürlich hätte ich mir den Patienten gerne angesehen,

aber ich merkte, dass mir dies nicht zustand, auch wenn es mir einige Selbstbeherrschung abverlangte, den Mann nicht aufzusuchen.

Ich schlief auf einem Hügel in einer Art Mönchszelle. Da es im Urwald keine Lichtverschmutzung gibt, ist die Finsternis vollkommen. Ich hörte die nächtlichen Tierrufe, über mir ein strahlender Sternenhimmel, eine Unzahl pulsierender Punkte, die so kräftig und eindringlich leuchteten, wie ich es noch nie gesehen hatte, nicht einmal im Hochgebirge. Das Kreuz des Südens, der aus Sternen geformte Drachen, schien ungebunden und verheißungsvoll über unserer rätselhaften Welt zu flattern, als Symbol der Sphären, die unseren Blicken verborgen sind.

Am nächsten Morgen wanderte ich mit meiner Fotokamera durch das Dorf. Ich war fasziniert von den Kindern, und da ich an einem Fotoband mit Kinderporträts arbeitete, hätte ich gerne ein paar Aufnahmen gemacht. Doch ich hielt mich zurück, und keinesfalls wollte ich jemandem zu nahe treten oder die ungeschriebenen Gesetze der Gastfreundschaft verletzen. Da traf ich ein kleines Mädchen mit wunderschönen großen Augen, das mich neugierig betrachtete. Es sprach auf mich ein, ich verstand kein Wort, da zeigte es auf meine Kamera. Ich schnallte sie ab und legte sie in die kleine Hand. Das Mädchen drehte am Teleobjektiv. Ich ließ es durch den Sucher blicken und zoomte das Bild heran. Die Kleine war verblüfft von dieser Magie.

»Du musst nur auf den Auslöser drücken.« Sie hatte noch nie ein Wort Englisch oder Deutsch gehört.

»Schieß ein Foto von mir!« Ich legte vorsichtig ihren Finger auf den Auslöser und drückte ihn hinunter. Dann zeigte ich ihr das Foto auf dem Display. Sie lachte und fing an, den Himmel, einen Baum, die staubige Erde, ihre Füße, meinen

Beutel, die Strohhütten zu fotografieren, und bei jedem Bild auf dem Display lachte sie.

Danach durfte ich sie fotografieren, und sie schien mit dem Ergebnis zufrieden. Dann bedeutete sie mir zu warten. Sie kam nach wenigen Minuten mit einem flauschigen Bündel auf dem Arm wieder: ihre Katze, die sie sanft streichelte, beruhigende Worte in ihre Ohren flüsternd. Sie hielt mir das Tier hin, ich kraulte es, und das Mädchen deutete auf seine Pfote. Ich fasste behutsam die Pfote, das Tier fauchte kurz, lehnte sich dann aber in den Arm des Mädchens zurück und schloss die Augen. Es schien begriffen zu haben, dass es Hilfe brauchte, denn in einer eitrigen Wunde steckte ein Dorn. Ich öffnete meinen Beutel, holte Pinzette und Jod-Tinktur hervor, und nachdem ich den Stachel gezogen und die Wunde versorgt hatte, trottete das Tier, leicht hinkend, davon.

Als das Mädchen dies sah, jubelte es, zerrte mich an der Hand hinter der Katze her, ich wurde in die Hütte der Familie geführt, wo das Mädchen mit seiner Mutter in einen lautstarken Diskurs verfiel.

Die Heilung der Katzenpfote hatte sich offensichtlich im Dorf herumgesprochen, denn nach und nach kamen andere Kinder zu mir und zeigten ihre Verletzungen: Schnittwunden, eingewachsene Fingernägel, einen Abszess an einem Knie. Ich versorgte sie alle, während der Schamane mich aus sicherer Distanz, weiterhin tanzend, beobachtete. Man sagte mir, dass der junge Familienvater unter heftigem Schüttelfrost leide und sein Zustand sich verschlechtert habe. Der Schamane tanzte, als ich am Abend schlafen ging, und er tanzte, als ich am Morgen aufwachte. Er war in Trance, schien weder Hunger noch Erschöpfung zu spüren.

Dann kam Pater Laudato zu mir und teilte mir zu meiner großen Erleichterung mit: »Der Schamane hat mit dem

Häuptling geredet, und der hat mich zu Ihnen geschickt. Sie dürfen den Kranken sehen.«

Ich betrat, gemeinsam mit Pater Oerder und Pater Laudato, die strohgedeckte Hütte. Gestampfter Lehmboden, in der Mitte ein Feuer, darüber als Rauchabzug ein Loch im Dach. Der Patient, ein etwa fünfunfzwanzigjähriger Mann mit schlankem, athletischem Körper, lag in einer Hängematte und wimmerte. Die Wangen seines scharf geschnittenen Gesichts waren eingefallen, er war schweißgebadet und musste bestialische Schmerzen haben. Pater Laudato erklärte dem Mann, wer ich sei. Ich nahm seine Hand und fühlte dabei, wie es meine Angewohnheit ist, den Puls. Er raste, 170 bis 180 Schläge pro Minute. Die Fiebermessung ergab fast 41° C, sein rechtes Knie, wo die Schlange ihn gebissen hatte, war hochrot, gespannt und dick wie ein Fußball. Ich hatte sofort einen schlimmen Verdacht.

Ehe ich den Patienten berührte, gab ich ihm ein Glas Wasser, in das ich eine Aspirin-plus-C-Tablette fallen ließ, und forderte ihn auf, sich auf das Sprudeln zu konzentrieren. Sofort sah ich ein Leuchten in seinen Augen; ein Funken Hoffnung, ein geheimer Glauben an Heilung schien zu keimen. Trotz seiner Benommenheit war der Yanomami von der Vielzahl der aus dem Nichts entstehenden und an der Oberfläche platzenden CO_2-Bläschen fasziniert. Frau und Kinder standen schweigend daneben, und allmählich füllte die enge Hütte sich mit den Dorfbewohnern. Ich spürte, wie stark der Zusammenhalt war. Die Kraft der Gemeinschaft, die geheimen Gesetze schienen jeden Winkel, jeden Augenblick des Lebens zu durchdringen. Sie alle waren aus den Blutstropfen derselben Wunde entstanden. Sie alle waren vom Himmel gefallen und waren Blutsbrüder. Der Patient trank das Glas in kleinen Schlucken aus, ich erklärte ihm – Pater Laudato dolmetschte –, dass ich das Knie anfassen müsse. Der Mann nickte schwach.

Ich legte die Fingerspitzen auf die Haut und bewegte sie sanft, wie beim Trillern auf der Klaviatur. Die Haut war gespannt wie ein Trommelfell, mein schlimmer Verdacht schien sich zu bestätigen. Falls sich in der infizierten Wunde anaerobe Bakterien vermehrt hatten, dann war Gasbrand entstanden. Ich versuchte, ihn meine Sorge nicht spüren zu lassen, denn ein Patient wird immer beeinflusst von Mimik und Sprache des Arztes. Sieht dieser bestürzt, ja auch nur angespannt aus, kann das Verzweiflung und Hoffnungslosigkeit im Patienten auslösen und die Heilung gefährden. Der Arzt darf nicht lügen, aber er muss immer eine positive Energie vermitteln. Eine Gratwanderung. Pater Laudato beobachtete, wie ich die Haut bearbeitete und lauschte. »Was ist?«, fragte er.

»Ich kontrolliere, ob er Gasbrand hat.«

»Was wäre dann?«

»Dann wäre er wahrscheinlich verloren.«

»Wahrscheinlich?«

»Man könnte ihn nur durch Amputation retten.«

»Dann tun Sie das.«

»Unmöglich. Ich bin kein Chirurg, und dann noch hier, ohne Operationswerkzeug, unter diesen hygienischen Bedingungen.«

»Alles ist besser als sein sicherer Tod.«

Der Pater brachte mich in eine Zwickmühle. Hätte ich wirklich eine Notoperation mitten im Regenwald improvisieren sollen? Dies wäre das erste Mal in meiner vierzigjährigen Laufbahn als Arzt gewesen. Ohne OP-Schwester, ohne Material, ja ohne Narkose? Undenkbar. Aber wir hatten großes Glück, es war kein Knistern zu hören, ich konnte Gasbrand ausschließen. Trotzdem war mir nicht wohl. Der Schamane musste intuitiv gespürt haben, dass sich der Zustand des Patienten weiter verschlimmert hatte. Ich kannte seine Kunst des Heilens nicht, die jahrtausendealte Tradition, die unter den Heilern von Generation zu Generation weitergegeben und wie ein Schatz gehütet wird. Er lag mit seiner Intuition richtig. Der Yanomami rang, nachdem er das Gift überlebt hatte, nun wieder mit dem Tod. Der Schamane hatte gemerkt, dass er an die Grenzen seiner Macht gestoßen war.

Ich vermutete, dass der Organismus das Gift abgebaut hatte, dabei aber geschwächt und anfällig für Infektionen geworden war. Im Knie hatte sich eine Sekundärinfektion gebildet.

Ich nahm aus meinem Medizinbeutel ein Breitbandantibiotikum in Form einer Kapsel (ein Cephalosporin-Präparat) und gab sie dem Mann. Mehr konnte ich im Moment nicht tun. Dies schien der Mann zu merken. Als ich ihm bedeutete, das kleine längliche Ding mit ein wenig Tee zu schlucken, kehrte die Resignation in sein Gesicht zurück, er ließ sich zurücksinken und starrte auf die Lehmwand. Während Pater Oerder ein Foto von mir und dem Patienten schoss, fiel mein Blick auf meine Umgebung. Die Hütte hatte sich weiter gefüllt. Dutzende Gesichter beobachteten mich stumm. Ihre Mienen waren versteinert, Skepsis sprach aus ihrem Blick. Sie schienen von mir genauso enttäuscht zu sein wie der Patient. Ein weißer, angeblich hoch geachteter Doktor, der aus der Ferne anreist, dem Patienten ein bisschen Sprudelwasser, Tee und eine Kapsel verabfolgt. »Das soll die ganze moderne Heilkunst gewesen sein?«

Ich spürte die Energie, die sich um diese Hängematte konzentrierte. Es war, als hätte das ganze Dorf eine mentale

Anstrengung unternommen, die nun verpuffte. Ich musste diese Energie irgendwie retten. Der Patient musste sich geborgen fühlen, geborgen in einer kollektiven Hoffnung, in der Gewissheit, unterstützt, geliebt, geheilt zu werden. Selbst wenn wir es als Placeboeffekt abtun – empirische Studien haben belegt, dass dreißig Prozent des Behandlungserfolgs davon abhängen.

Ich tauschte mich kurz mit den beiden Patres aus: »Die glauben nicht an eine Heilung. Die finden mein Tun alles andere als überzeugend. Aber wenn sich diese Skepsis auf den Patienten überträgt, gibt er sich auf. Er muss Hoffnung schöpfen.« Ich dachte an den öffentlichen, von fast unmenschlicher Kraft gespeisten Tanz des Schamanen, der die Heilung zu einer Angelegenheit der ganzen Dorfgemeinschaft gemacht hatte. Die Yanomami haben ihre Kultur und Eigenständigkeit so lange bewahrt, weil der unbedingte Zusammenhalt der Gemeinschaft über allem steht. Ich überlegte, wie ich die Dorfbewohner einbinden konnte. Welche Aufgabe konnte ich ihnen anvertrauen? Wie konnte ich sie an der Hängematte des Kranken halten?

Da kam mir eine Idee. Ich erklärte, das Knie müsse unbedingt gekühlt werden. Ich sagte Pater Laudato, ich brauchte eine Schüssel Wasser, ein paar Tücher, das Wasser müsse laufend über die Tücher gegossen, das Knie damit eingepackt und den Tüchern Luft zugefächelt werden. »Wie die Weinamphoren in der Antike?«, fragte Pater Laudato. »Genau so«, erwiderte ich. Die restlichen Dorfbewohner wurden herbeigerufen, ich teilte die Frauen und Männer in Schichten ein und wies sie an, mit den wunderbaren großen Palmwedeln, die sie in Handarbeit herstellten, das in die getränkten Tücher gewickelte Knie zu fächeln, so als läge Kaiserin Kleopatra in der Hängematte. Damit verabschiedete ich mich.

Als ich am nächsten Morgen wieder in die Hütte trat, bereitete die Frau des Patienten mir wortlos einen Tee, die Kinder rannten schreiend auf mich zu und umklammerten meine Beine. Der Mann hatte ein entspanntes Gesicht, das Fieber war zurückgegangen, er schien kaum noch Schmerzen zu haben. (Bei indigenen Völkern sprechen Schmerzmittel schnell und besonders stark an, weil ihr Organismus noch nicht daran gewöhnt ist. Auch das Antibiotikum schien bereits zu wirken.) Im Laufe des nächsten Tages begann sich die rote, gespannte Haut über dem Abszess im Knie etwas zu fälteln. Das hieß, der Druck ließ nach, der Eiterherd schrumpfte.

Als ich mich in der Mittagshitze zwischen den Hütten nach einem schattigen Platz umsah, stand plötzlich der Schamane vor mir. Majestätisch bewegte er sich. Er nahm meine linke Hand und legte einen grünen Stein hinein. Dann umkreiste er mich mit langsamen Schritten, trat wieder vor mich, nahm meine offene Hand, beugte sich auf den Stein herab und deutete ein dreifaches Spucken an. Er drückte meine Finger zu einer Faust zusammen und umschloss sie mit seiner Hand. Er schaute mir in die Augen, während ich spürte, wie Wärme meine bis dato kühlen Finger durchströmte. Autosuggestion? Oder war sie da wieder, die Skepsis des Westlers? Ich ließ einfach alles geschehen. Der Schamane deutete in weitschweifigen Gesten auf meine Brust und mein Herz. Dann ging er.

Als wir aus dem Dorf aufbrachen, machte der junge Yanomami wieder das schlanke Boot mit dem starken Außenborder klar. Die Einwohner stellten sich am Flussufer auf und winkten. Pater Laudato reichte mir die Hand und sagte, er habe mir noch etwas von dem Schamanen zu bestellen. Er habe fünf Tage getanzt, in dem Wissen, dass jemand kommen würde. Aber dieser Jemand habe erst besungen und beschworen werden müssen, damit er empfänglich werde für den rechten Geist. Ich war also weniger Mediziner als vielmehr Medium gewesen. Mit dieser Vorstellung konnte ich gut leben. »Noch etwas«, sagte Pater Laudato. Ich schaute ihn neugierig an. »Der Schamane erlaubt, dass Sie ihn fotografieren.« Der hagere, halb nackte Mann platzierte sich in einigem Abstand in stolzer Positur, den Blick in die Ferne gerichtet. Ich drückte auf den Auslöser, aber das Ergebnis schien den Schamanen nicht zu interessieren. Er ging weg, und wir legten ab.

Einige Wochen später, ich war bereits in Deutschland, erfuhr ich, dass der junge Yanomami sich so weit erholt hatte, dass er die strapaziöse Reise in eine Klinik antreten konnte. Auch er musste acht Stunden per Boot und dann noch einmal so lang mit dem Auto transportiert werden. Er wurde am Abszess operiert und als geheilt entlassen. Gerettet von seinem Schamanen, seinem Dorf und einem Medium.

Nachwort

Wir Menschen werden immer mehr und wir werden immer älter. Wir werden auch immer öfter krank. Die Medizin entwickelt sich mit neuen Erkenntnissen weiter, und trotzdem ist das Vertrauen in die Mediziner bei vielen Menschen äußerst gering. Das Verhältnis Arzt-Patient darf weitgehend als schwierig bis gestört gelten. Warum ist das so? Wahrscheinlich, weil Gesundheit und das Gesundheitswesen als profitabler Industriezweig angesehen werden, die Pharmaindustrie drängt sich mächtig zwischen Arzt und Patienten, und da hat sie nichts zu suchen.

Der Arzt ist genauso ein Mensch mit Fehlern, Stärken, Schwächen, mit Leiden und Schicksal wie der Patient. Der Patient kommt in der Rolle des Bittstellers, des Verzweifelten. Er erzählt, warum er kommt, der Arzt hört zu und stellt Fragen. Aus der Philosophie wissen wir, wie sehr Antworten von der Formulierung der Fragen abhängen. Da kann schnell was schiefgehen, aber das richtige Zuhören und das richtige Fragen kann man vielleicht als junger Arzt noch gar nicht leisten, dazu braucht es die Erfahrung eines ganzen Lebens.

Von dieser Erfahrung erzählt Walter Möbius, Patienten und jungen Ärzten zum Trost und zur Hilfe. Er erzählt von dem schwierigen Spaziergang im Grenzgebiet zwischen Leib und Seele, denn wie sehr beides zusammenhängt, das wissen wir.

In ihrem Essay »Krankheit als Metapher« hat Susan Sontag sich dagegen verwahrt, Kranke auch noch für selbst schuld an ihrer Krankheit – in dem Falle Krebs – zu halten. Trotzdem ist unbestreitbar, dass in einen von seelischen Qualen und Konflikten geschüttelten Menschen Krankheiten eher einziehen können als in einen glücklichen, und doch stimmt auch das nicht immer. Es ist kompliziert, und jede Begegnung zwischen Arzt und Patient hat etwas von dieser Kompliziertheit: Der Patient kennt sich, sein Leiden, seine Lebensweise. Der Arzt hat das medizinische Rüstzeug zur Heilung, das aber für jeden Patienten – eben nach Lebensweise, Alter, Charakter – anders aussieht. Jeder Mensch erträgt Schmerz anders, jeder hat eine andere Leidensfähigkeit, ein anderes Verhältnis zu seinem Körper. Manche nehmen Krankheit apathisch hin, manche lehnen sich auf und akzeptieren Krankheit nicht, andere kämpfen und arbeiten am Gesundungsprozess mit, und wieder andere scheinen ihr eigenes Leben geradezu achtlos wegzuwerfen. Der Arzt muss also neben der Diagnose der Krankheit auch herausbekommen, was für eine Art von Patient er da vor sich hat – will einer aufgeben, kämpfen, toben? Ist die Krankheit vielleicht »nur« eine Maske, hinter der sich Angst oder Schuld, zumindest unbewältigte Konflikte verstecken, die man zuerst angehen müsste, um heilen zu können?

Da müssen also zwei sehr gründlich miteinander reden. Und das müssen sie, auch bei unterschiedlichem Bildungsstand, ohne Arroganz und auf Augenhöhe tun. Wenn der Arzt über dem Patienten thront, entsteht kein Vertrauen. (Weiteres schwieriges Kapitel: die Kostenfrage. Ich will es nur andeuten – Reden kostet Zeit, Zeit kostet Geld, wer vergütet dem Arzt intensive Gespräche?)

Der Patient, der da vor dem Doktor sitzt, steht, liegt, entweder gebrochen und verzweifelt, apathisch oder bockig und aufsässig, ist nicht das Problem, sondern er ist – im Idealfall – Teil der Problemlösung. Er muss mitmachen. Das kann er nur bei einem Arzt, der ihm dazu die Chance gibt.

Ich habe Walter Möbius nie als praktizierenden Arzt erlebt. Als ich ihn kennenlernte und wir Freunde wurden, war er längst pensioniert, hatte aber seinen lebenslang so geliebten Beruf dermaßen verinnerlicht, dass er ihn nicht einfach in der Rentenecke abgeben konnte. Man hatte ihn mir empfohlen als kompetenten Helfer für einen schweren Problemfall in meiner nächsten Umgebung. Er kam, hörte zu, kannte einen Arzt, der vielleicht hier eingreifen konnte – und der Kranke wurde gesund, immer mit Möbius' aufmerksamem Beistand. Ein anderes Mal ging es um einen Obdachlosen, der kein Geld für eine dringend nötige Behandlung hatte – Möbius wusste Rat. Meine Freundin verzweifelte am Drogenkonsum ihres Sohnes – Möbius half. Eine sehr korpulente Dame in meiner Umgebung musste dringend in die »Röhre«, wie wir das immer nennen, und es gab keine Röhre, die groß genug gewesen wäre. Möbius wusste, wo es doch eine gab.

Als wir mal bei einem Glas zusammensaßen, wurde das Wort vom »Lotsen« geboren. Er ist nicht mehr Arzt oder Psychiater, er ist jetzt der Lotse durch die unwägbaren Dschungel von Angst, Verzagtheit, Krankheit, Dunkelheit, Unsicherheit. Möbius weiß Rat, kennt Leute, macht Licht, hört zu, fragt nach, hilft. Ich weiß im Grunde nur ein einziges Wort, das diesen klugen Mann genau kennzeichnet: Er ist gütig. Seine Menschenliebe ist grenzenlos. Jeder Einzelne ist ihm wert, angehört zu werden, jede noch so kleine Geschichte interessiert ihn, und als wäre hier vor Ort nicht genug zu tun, bereist der Lotse die Krisengebiete der Erde und hilft, wo Hilfe nötig ist, still, selbstverständlich, unentgeltlich, glücklich. Wer so einen Arzt als Lotsen um sich hat, der muss sich vor nichts mehr fürchten.

Während ich das schreibe, fällt mir der Anfang eines Gedichtes des Pfarrers und Schriftstellers Albrecht Goes ein, das auf das passt, was Walter Möbius tut:

Sieh, sie brauchen irgendeinen,
der dabei ist in der Nacht,
wenn ihr weher Atem wacht,
wenn sie einsam sind und weinen.
Sieh, sie müssen einen finden,
der sie schon im Schweigen kennt,
der, eh man die Wunde nennt,
schon am Werk ist zu verbinden …

Möbius hat hier nur ein paar Fallgeschichten aufgeschrieben. Wir ahnen, dass noch Hunderte anderer dahinterstehen. Ich kenne es ja vor allem aus der Literatur, wie unterschiedlich Menschen mit Krankheit umgehen, was Krankheit aus Menschen machen kann – die Dichter haben es ja beschrieben. Goethe lässt seinen Tasso sagen:

»Und wenn der Mensch in seiner Qual verstummt,
gab mir ein Gott, zu sagen, wie ich leide.«

Heinrich Heine und Maxim Gorki hassten und verfluchten ihre Gebrechlichkeit, empfanden die verdammte Krankheit als demütigende Strafe; Christian Morgenstern trug jahrelanges Leiden ungebeugt mit unzerstörbarem Humor; Rilke und Proust waren von Kindheit an zart, krank, zerbrechlich, beide starben um ihr fünfzigstes Lebensjahr, beide haben aus der Krankheit die Kraft für ihr Werk gezogen; Thomas Wolfe war ein Kerl wie ein Baum, breitschultrig, kerngesund, stark, mit achtunddreißig bekam er eine Lungenentzündung, die Herz und Nieren angriff, und schrieb wie ein Berserker dagegen an, arbeitete sich schier zu Tode, gab keine Sekunde an die Krankheit ab und starb noch im selben Jahr.

Es gibt keinen Menschen, der sich nicht mit Krankheit auseinandersetzen müsste. Und jeder Kranke braucht einen Arzt, und es ist großes Glück, wenn man dann den richtigen findet, der nicht nur eine treffende Diagnose stellt und das wirksamste Heilmittel, die beste Therapie kennt, sondern einen, der außer der Krankheit auch den Menschen sieht, der da vor ihm sitzt. Denn dieser Mensch muss ja mit der Therapie, mit dem, was der Arzt verordnet, leben, also sollte man ihn wohl doch in den Entscheidungsprozess mit einbinden. Möbius hat das verstanden und versucht es uns in diesen Fallgeschichten zu erklären. Hinsehen, zuhören, warten, geduldig sein, liebevoll bleiben – bis der Patient sich öffnet und mitmacht, sonst ist alles umsonst. Und, auch das lernen wir bei Möbius, ob da ein Universitätsprofessor, ein Straßenkind, eine Fabrikantengattin oder eine Nutte als Patient ist – das spielt überhaupt keine Rolle. Zwischen Genie und simplem Menschen, sagte Goethe, ist im Leiden keine Kluft. Im Elend sind wir gleicher als im Glück. Auch dass ein Arzt sich irren kann, gesteht Möbius ein. Und ich denke an den großen Robert Koch, der gesagt hat: »Wenn ein Arzt hinter dem Sarg seines Patienten geht, so folgt manchmal tatsächlich die Ursache der Wirkung!« Das ist ja fast schon wieder komisch.

Walter Möbius schildert in diesem Buch einen schweren Unfall, den er nur knapp überlebte. Er weiß, wie es ist, fast entmündigt in einem Bett zu liegen und abhängig zu sein. Ich wünsche keinem Arzt Krankheit oder Unfall, aber mal eine Woche Krankenhaus, mit hinten offenem Hemdchen, idiotischem Tagesablauf, lähmender Langeweile, dann wieder ständigem Herumgeschoben-Werden von Abteilung zu Abteilung, mit Visiten von Ärzten, die mal eben so durchrauschen und fragen, wie es »uns« denn heute geht. Das macht demütig. Es ist nicht das Schlechteste, selbst mal zu erfahren, was es heißt, Patient zu sein. Möbius kennt ihn, diesen Zustand der Abhängigkeit und Hilflosigkeit, und er singt als Arzt und als Patient auch ein Loblied auf die zuverlässige Stationsschwester.

Jede Krankheit ist Krieg an mehreren Fronten – Krieg gegen den Körper, den Schmerz, Krieg gegen die Umgebung, das soziale Leben, das lahmgelegt wird, gegen Geldsorgen, Arbeitsverlust, Krieg auch gegen den Tod. So ein Kampf sollte nicht auch noch Krieg gegen den Arzt sein müssen. Der Patient darf nicht Opfer werden.

In der Kirche St.-Sulpice in Paris hängt ein Bild von Eugène Delacroix: »Der Kampf Jakobs mit dem Engel«. Jakob kämpft wirklich. Er stemmt sich gegen den Engel, bohrt ihm seinen Kopf in den Bauch, will ihn bezwingen – der Engel steht einfach nur ganz still da und hält Jakob, sanft und stark. Jakob wird irgendwann ermattet loslassen müssen, und dann fängt der Engel ihn auf.

Mich tröstet das Bild, ich habe oft davor gesessen. Wir dürfen loslassen. Es fängt uns einer auf. Einer wie Walter Möbius, stellvertretend für viele gute Ärzte, die ihren Beruf, die die Menschen lieben.

Elke Heidenreich, Februar 2014

Danksagung

Es gibt zahllose Menschen, denen ich zu Dank verpflichtet bin.

Allen voran all jenen Patienten und ihren Angehörigen, die es mir ermöglicht haben, ihre Geschichten zu erzählen.

Den kompetenten Ärzten, Pflegerinnen, Pflegern und Laborantinnen, mit denen ich in Kollegialität und harmonischer Menschlichkeit zusammenarbeiten durfte.

Meinen klinischen Lehrern Herrn Professor Dr. Werner Scheid, Köln, sowie Professor Georg Wilhelm Löhr und Wolfgang Gerok, Freiburg. Sie waren neben meinem Vater für mich die wichtigsten Vorbilder, in fachlicher wie in menschlicher Hinsicht.

Den Mitstreitern, die mir geholfen haben, die Facetten meiner Geschichten auszuleuchten und in Form zu bringen, insbesondere Christian Försch, meiner Lektorin Tanja Rauch und meiner Schwester Armgard Beran.

Auch dir, liebe Elke Heidenreich, danke ich für deine Unterstützung und nicht zuletzt für dein Nachwort.

Ich danke dir, Young, für all deine Anregungen und die bemerkenswerte Geduld mit mir.